Viviane ROSER

La gastroplastie

Objectif : maigrir

La fin de la faim

Editions Bellier

Editions BELLIER
41, cours Richard Vitton
69003 LYON
Tél. 04 72 36 31 67

ISBN 2-84631-208-7

Pour Marie-Louise Divoux
et
pour Sabrina (Ptitcoussin)

En souvenir.

Ce qui ne nous tue pas, nous rend plus fort
Nietsche

Préface...
de Jean-Paul DIVOUX

La voiture roule tranquillement sur les toutes dernières routes d'alsace, nous allons quitter la vallée de la Bruche, passer Saales, nous diriger vers Saint-Dié... bref, les Vosges. Les Vosges c'est pour moi les vacances. Mon père est au volant de notre nouvelle voiture, une Peugeot 403 verte achetée d'occasion, nous sommes en 1966.

Les vacances scolaires, tant attendues, espérées. Puis les préparatifs, et enfin le départ. J'ai neuf ans. Je suis heureux de passer deux mois dans le village natal de ma mère. Mon père lui, après un week-end avec nous redescendra vers Strasbourg car son travail l'y oblige. Il reviendra pour le dernier dimanche du mois d'août pour nous rechercher. Ce sera la fin des vacances... mais pour l'instant je suis heureux. Oh oui, quitter la ville, l'école, les quartiers de Strasbourg, le paysage défile. C'est déjà un dépaysement pour le jeune garçon que je suis... Les arbres font place aux sapins, et tout me porte à l'euphorie. Je suis en vacances ! Mon père conduit d'une main sûre, je suis confiant et ma mère sourit. A la radio Johnny Hallyday chante « noir c'est noir » et j'aime cette chanson. J'ignore encore qu'il jouera un rôle très important dans ma vie, puisque c'est grâce à lui que je vais, quelques quarante années plus tard rencontrer Vivi… oui, Viviane dont vous avez aujourd'hui le livre entre les mains.

Pour l'instant je suis dans cette 403 et ne pense qu'au bonheur de ces deux mois à passer dans l'air pur des sapins, comme le dit souvent ma mère. Et puis il y a le camion de Jeannot, un GMC ! Jean m'emmène souvent avec lui depuis mes plus jeunes années, en forêt, chercher les stères de bois qu'il distribue ensuite aux habitants de ce merveilleux village qu'est Mortagne. Mortagne évoque à plus d'un titre le film « les grandes gueules » avec Bourvil et Lino Ventura.

La voiture roule, les odeurs changent… ouf, on va arriver !

Et soudain mon humeur change également. Je passe de la joie du départ, de l'euphorie du voyage, à un sentiment de malaise. Oui, de malaise, un mal être physique, une rogne intérieure. Ce qui me met mal à l'aise, c'est que je prends soudainement conscience, là, de ce qui va se passer, de ce que je vais entendre…

L'arrivée. Ce qui devrait être l'apothéose de cette belle matinée va virer au cauchemar, se traduire par une douleur. J'entends déjà les paroles, les paroles d'un homme, en fait DES paroles d'hommes. D'hommes certainement plus bêtes que méchants… quoique ! Qu'importe, des mots qui blessent.

Mon père, sympathique et charismatique bonhomme de 57 kg, à la frappante ressemblance avec Charles Aznavour, arrête enfin la Peugeot devant la ferme où nous allons passer ma mère et moi, ces deux mois, hébergés par ses neveux. Pendant que l'aîné s'approche pour nous accueillir avec l'enthousiasme habituel, moi je « le » vois déjà s'avancer, « lui », un homme que je hais ! Il est le voisin ! Prévenu de notre arrivée, il est là. Vient vers nous. Et je sais déjà ce qu'il va dire… Je pourrai, avant même ses paroles, du haut de mes neuf ans le tuer pour ça tant ça va faire mal. Et nous y voilà. Ma mère, dont je viens d'évoquer la joie, le sourire, le bonheur de se retrouver dans son village natal, ma mère… pèse 108 Kg. Je suis tout pour elle, elle m'a eu à quarante ans et bien sûr, elle est tout pour moi. Le drame ? Oh un rien diront certains, une indélicatesse penseront d'autres. Ce voisin à la chevelure et moustache enneigées, sorte de Maréchal Pétain, du haut de ses soixante dix ans s'approche du petit groupe que nous formons et lance avec emphase, comme à chaque fois, avec cet inimitable accent vosgien :

- Oy, les Strasbourgeois… salut la grosse ! Ben t'as pas maigris dis-donc !!!

Cette phrase dont l'impact sur ma mère n'échappera pas à toutes celles qui ont ou qui ont eu un problème de poids, et sur le petit garçon si aimant de sa maman, s'accompagnait immanquablement d'une plaisanterie sur le gabarit de mon père et de sa « grosse », dont je vous fais grâce ici.

Oui, des paroles d'hommes.

L'homme est un loup pour l'homme a-t-on coutume de dire, impitoyable, sévère, sentencieux, assénant des choses qu'il croit être vraies. Blessant, humiliant, cruel... certain de sa supériorité face aux plus faibles, face à ce qu'il juge comme étant l'infériorité.

Oui, l'homme est un loup pour l'homme, mais bon nombre d'autres adages pourraient venir ici étayer les propos ci-dessus.

Je n'en veux à personne, mais je n'ai pas oublié, et je n'oublierai pas. Ma mère aujourd'hui partie pour un monde que l'on dit meilleur, ne souffre plus de ces mots durs. Mais elle a tant souffert. Je me souviens parfaitement de son comportement de la vie de tous les jours. Pour tenter de minimiser le regard des autres sur son poids, son apparence physique. Je revois plus particulièrement certaines scènes, oui comme si c'était hier... Comme à l'occasion de l'achat d'une nouvelle robe. Immanquablement bleue marine parce que « cela aminci » et à petits pois blancs car ça « égaye ». Légèrement penchée en avant elle se présentait à moi, mon père, ou parfois devant nous deux, plutôt qu'au regard impitoyable du miroir de la chambre à coucher, dont elle semblait interpréter le reflet comme une injure, une injustice. Là, devant les deux amours de sa vie elle osait demander :

- Ca me va bien ? J'ai un peu perdu non ?

Ses yeux espéraient notre approbation tandis que tout son visage trahissait l'incrédulité, la déception, voir la culpabilité.

La culpabilité… Le mot est lâché. Les cas de figure où des femmes, des hommes, prennent du poids à la suite d'un traumatisme, d'un problème psychologique, tous les coups durs de la vie dirais-je pour ne pas ici entrer dans les détails. Les témoignages plus avant dans cet ouvrage en sont les preuves vivantes, ils sont souvent poignants, difficilement supportables, oui ces coups du sort, ces coups dans la gueule sont légion dans la genèse de l'obésité… Et alors, où la culpabilité a-t-elle sa place dans de tels traumatismes ? Je vous laisse aller au fil de la lecture découvrir les histoires de ces êtres humains si malmenés par la vie. J'en suis à l'heure où j'écris ce préambule, encore bouleversé.

Culpabilité… oui, encore une fois le regard des autres, les paroles « d'hommes » que j'écris maintenant écrit entre guillemets, car bien sûr la sentence venant des femmes n'est pas plus tendre que celle de la gent masculine qu'elle soit représentée par de jeunes éphèbes au corps parfait que par des hommes mûrs, fiers de faire connaître leur réussite sociale en arborant un tour de taille… de taille ! D'ironie en bêtises de ces derniers, l'on fait place à la pure méchanceté si l'on devait ici rapporter les propos que « les brindilles » terme cher à Vivi, peuvent avoir face à une dame ronde.

Ce qui va suivre n'a pas vocation de témoignage dans cet ouvrage, mais je voudrais en avoir terminé avec le chapitre de la culpabilité tant ressentie par beaucoup avec ces quelques mots…

Pendant la deuxième guerre mondiale, en plein Paris sous l'occupation, une femme est dans les trop célèbres files d'attente, un ticket de rationnement en main pour prendre quelque nourriture, oh pas pour elle, mais pour sa toute petite fille qu'elle élève seule, son mari étant au front. Sa propre alimentation n'étant pas sa priorité, elle pèse 39 Kg, et se promet de vite réaliser un petit repas pour elles deux. Les quelques vivres promis à la survie de la petite ne serviront pas… Claude, celle qui aurait due être ma grande sœur, sera foudroyée par la diphtérie en ce glacial soir de Noël 1944. Inutile de rajouter à cela l'horreur d'une toute petite tombe, quelques jours après l'enterrement totalement introuvable à la suite d'un bombardement. Alors pourquoi ces propos ? Je suis né de cette femme, en 1957, son dernier espoir d'une vie de famille. Oui, lors de mon souvenir tout à l'heure, de ces vacances dans les Vosges, j'ai comme une amertume en repensant aux mots des gens, tous ceux la voyant comme une bonne vivante, 108 Kg ? Ben oui, elle doit bien vivre la Marie-Louise. Ou autres plus insupportables encore : « elle est grosse, elle avait qu'à moins bouffer » Pauvres gens ! Moi je voyais au quotidien comment elle vivait mal cet embonpoint, je savais ce qu'il représentait, je voyais en ces formes si mal supportées, de régimes en régimes, les stigmates d'une vie… ordinaire. Oui, car les gens qui souffrent sont plus nombreux que ceux à qui tout réussi, et qui ne connaissent pas la souffrance de la perte d'un être, d'un enfant, n'ont pas connu l'inceste, le viol, la maltraitance…

Ces mots sans complaisances, durs peut-être, traduisant des maux, pourraient heurter le lecteur, ici, en avant-propos du livre de Viviane, cependant ils y ont leur place, nécessaires même, car ils traduisent la souffrance morale, physique, générale, publique (la pire), celles que peut ressentir un être lorsqu'il se sent rejeté par une société sans concessions ou l'apparence est non seulement primordiale, mais sélective, donc vitale, une société qui impose sans jeu de mots qui serait déplacé de rentrer dans le moule.

Oui être…simplement être. Simplement ? Le terme est tronqué. Car être est oh combien multiple. Traitre, à utiliser avec précaution. Il y a ce que l'on est…ce que l'on aimerait être…il y a ce que les gens pensent que vous êtes, et ce qu'ils voudraient que vous soyez… Bref, le propos n'est pas de refaire les cours élémentaires sur l'égo, du moi, si mal vécu d'ailleurs par les personnes tenant ce livre entre les mains. Mais de vous sensibiliser au fait qu'on ne pourra jamais plaire à tout le monde.

A cet instant une phrase me semble être particulièrement bienvenue et adaptée à nos propos : sachez Mesdames, Messieurs que quelque soit votre problème « les choses n'ont que la valeur qu'on leur accorde » Vu sous cet angle, c'est déjà nettement moins douloureux.

J'ai rencontré Vivi… notre Viviane. Nous nous sommes plus, aimés. Aujourd'hui nous vivons ensemble, heureux. Son histoire m'a bouleversé, son parcours m'a ému, sa vie m'a passionné. J'ai bien sur tout de suite voulu contribuer à son œuvre. En souvenir de ma mère d'abord, même combat. Par amour ensuite, dans la même bataille au quotidien qu'elle mène depuis des années.

De son compagnon de tous les jours, je suis devenu le secrétaire et trésorier de l'association dont elle est la présidente et que vous connaissez pour la plupart. Vous connaissez également le forum qu'elle anime avec tant de passion.

Viviane est une femme exceptionnelle, rare. Je vous laisse maintenant lire son histoire, la suite du livre « L'autre est moi » qui a apporté tant d'espoir, de baume au cœur et de courage à toutes les personnes qui ont lu ces pages.

Bonne lecture de celles-ci.

Avertissement…

Le présent ouvrage est à la fois un recueil de témoignages de femmes, d'hommes, ayant au terme de souffrances morales et physiques, trouvés tel un dernier espoir, une ultime solution à leur problème, celles qu'offrent les techniques d'interventions chirurgicales comme la gastroplastie et un livre d'accompagnement pour les opéré(e)s ou futur(e)s opéré(e)s, écrit avec conviction et force par une femme qui est passée par toutes les étapes de ce long et douloureux bras de fer avec l'injustice.

Viviane Roser dans un premier ouvrage apportait, grâce à son enthousiasme, son charisme, son incroyable métamorphose et son parcours, mais aussi par ses larmes, une formidable lueur d'espoir pour des milliers d'êtres en souffrance d'obésité.

Aujourd'hui elle raconte sans complaisance, la suite de son aventure. Sa vie quotidienne avec ses hauts et ses bas, de l'euphorie du retour à un poids qui la faisait rêver, et un corps idéalisé enfin acceptable, puis la migration de l'anneau, cet allié, celui par qui tout avait été possible, oui, le compagnon fidèle de cette bataille, qu'elle voulait garder comme une sentinelle, un garde-fou, l'ami sur lequel on peut compter. Le douloureux épisode de la perte de cet anneau, la reprise de poids si mal vécue, la stagnation malgré les tentatives de « reperdre » que vous connaissez si bien vous qui avez ce livre entre les mains.

Puis il y a la renaissance. Le terme n'est pas excessif, l'opération du by-pass, une nouvelle étape, la confiance retrouvée grâce à un travail fait sur elle-même et une parfaite collaboration avec son chirurgien. L'amour d'un homme aimant et compréhensif, l'amour rencontré au hasard de cette longue quête de bien-être, de vie harmonieuse, fera le reste. Nous retrouvons là, les éléments déclencheurs, mais cette fois, ils sont positifs. Et au bout du tunnel, un message formidable : rien n'est jamais perdu, rien n'est définitif.

« Ce qui ne nous tue pas, nous rend plus fort »

Le parcours de Viviane, les nombreux témoignages de médecins, chirurgiens, laboratoires, d'hommes de science, mais surtout d'opéré(e)s, ces témoignages de femmes et d'hommes apportent ici une lumière nouvelle sur cette technique moderne, aujourd'hui parfaitement maitrisée, qu'est la gastroplastie. La gastroplastie fait aujourd'hui partie des techniques en vue de traiter l'obésité massive, la plus usitée du moment.

Témoignages, messages d'espoirs, tels sont les objectifs de ce livre. Cet ouvrage ne saurait en aucun cas être un énième livre de régime, de diététique même si un chapitre entier y est consacré. En aucun cas un ersatz d'ouvrages plus ou moins objectifs et réalistes quant aux réels problèmes de l'obésité. Livres, articles, colonnes, traitants généralement de façon superficielle des régimes ponctuels.

Si des étapes comme l'hospitalisation, le suivi, les conseils aux opéré(e)s sont abordés, ce ne sont là que des témoignages. Un soutien, une aide, aucunement une « bible », un manuel à suivre à la lettre, il est capital de souligner que Viviane Roser ne se substitue pas au monde médical, et que par ailleurs, toutes les techniques, termes médicaux, descriptif d'un mode diététique, que vous pourrez lire ici, ont reçu l'aval des médecins qui suivent et qui soutiennent Viviane Roser depuis des années.

Ambassadrice par conviction, conférencière par nécessité, Viviane est tout simplement à l'écoute, et met à la portée de chacun son expérience, son vécu, en toute sincérité.

S'il vous arrive de ne pas vous reconnaître dans la glace le matin, peut-être vous reconnaîtrez vous dans ce livre…

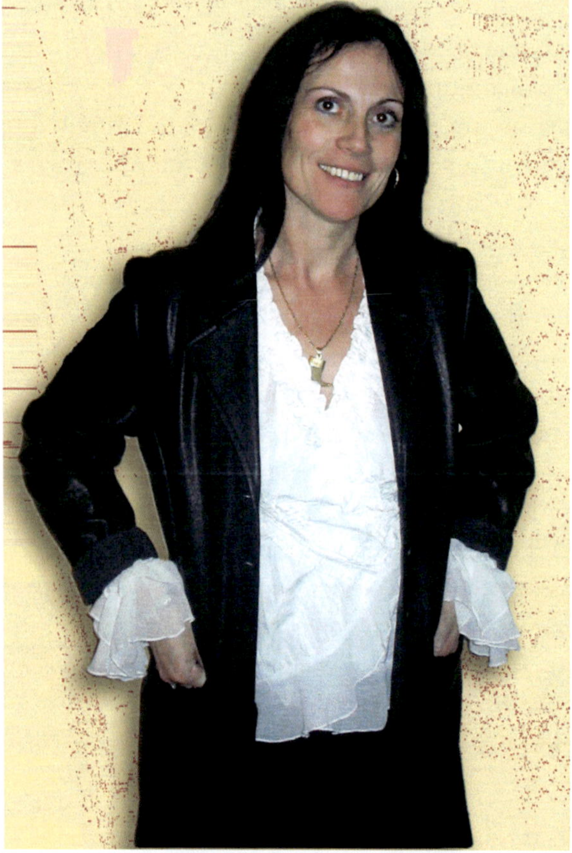

Viviane Roser…

Je suis Viviane Roser, j'ai aujourd'hui 45 ans, il y a 4 ans de cela, je me suis confiée dans un premier ouvrage intitulé « l'autre est moi » (réédité en 2005), le titre me paraissait éloquent. L'autre, celle que je ne pouvais plus voir, plus supporter, celle qui me faisait honte, cette autre, rejetée de la société, cette autre dans le miroir, étrangère, oui cette autre n'était autre que moi. Et après la perte de 80 kilos en 18 mois, cette autre était bien moi. Difficile à croire, de s'en convaincre en voyant certaines photos, mais au-delà des clichés amassés en album témoignant de plus durs passages de ma vie, il y a le souvenir…L'autre. Oui 80 kilos en 18 mois. 80 kilos accumulés tout au long d'un parcours que je qualifierais à ce jour de traditionnel, banal. Les éléments déclencheurs, ce livre riche en ce sens est suffisamment révélateur de ces coups du sort d'ailleurs si bien évoqués par Jean-Paul DIVOUX dans sa préface.

Pour ma part, grossesse, arrêt du tabac, et bien sûr un mal-être psychologique dû à des traumatismes de la prime enfance, de la puberté…de la famille. Et à des échecs quant à la réalisation du rêve de la vie de couple uni, idéal. Les éléments déclencheurs n'ont pas été abordés dans « L'autre est moi » ne le seront pas plus en détails ici, car le caractère de chacun fait que certains gestes, mots, comportements, actes, seront occultés ou blesseront à jamais.

Si l'on est blessé, on sera tenté de chercher dans l'inaccessible une solution d'urgence puis une terre d'exil, un continent de salut pour l'éternité si tant est que cela soit possible. Blessée je l'aie été. Les témoignages de celles et ceux qui ont bien voulu se mettre à nu ici, sont bien plus parlant que ne pourrait l'être le mien. Bien sûr, je leur ressemble. Il y a les mêmes maux, les mêmes gestes que l'on aurait voulu inaccomplis, jamais réalisés, les mots improbables que jamais l'on aurait souhaité entendre. Les blessures de l'âme, plus que celles du corps, oui…moi aussi…

* * *

Bref retour au pays de l'horreur

Nous sommes en 1997, fin août début juillet (sic) et je souffre. Le mal est terrible car il touche à la fois mon corps, mon âme et mon cœur blessés à l'occasion de chaque circonstance. Je n'ai plus la force nécessaire pour recommencer un énième régime que je sais déjà voué à l'échec. Pourquoi donc vouloir en vain asséner encore et encore des coups de boutoirs à un organisme et un corps déjà bien fatigués, malmenés. Je pèse 136 kilos, et je sens au plus profond de moi, que rien n'y fera. Dernièrement des « amies » ont au cours d'une conversation qu'elles pensaient confidentielle, estimé mon poids à…150 kilos ! Malheureusement j'ai entendu. Je suis anéantie, morte de honte et de rage mélangées.

Je souffre, mon souffle est court. Je sue, me déplace avec peine, lasse de tout. Je me sens malodorante, alors que je viens de prendre une douche. Ce pourrait être la fin. Mais une vision à cet instant va changer les choses, inverser le cours de ma vie. Cette vision c'est celle de mes enfants. Celle de mon âge aussi… Je n'ai que 34 ans. Une pensée pour mon mari qui ne doit pas être très fier de moi. Cette vision me rappelle à la réalité, à une sorte de devoir envers eux et moi-même, en un électrochoc qui me montre une évidence : il n'y a qu'une seule solution pour me sortir de cette ornière, une seule, me battre. Je repense alors soudain à quelque chose, il y a 15 jours de cela, j'avais entendu parler d'une opération de la dernière chance, oui une intervention chirurgicale ultime pour les personnes souffrant d'obésité massive. C'était dans une émission télévisée que je « revoyais » maintenant en souvenir comme un signe. L' « on » m'avait envoyé par ondes hertziennes un message, et il m'apparaissait clair que si je ne donnais pas suite à cette sorte d'invitation à tenter l'expérience, je passais à côté de ma vie.

Forte et oh combien de cette certitude, n'en pouvant plus, j'ai immédiatement contacté mon généraliste qui connaissait parfaitement mon problème d'obésité, de déchirure et mon état psychologique du moment, afin qu'il me parle plus en détails de cette nouvelle technique venue des Etats-Unis. Je fus plus que rassurée et enthousiasmée par ce premier contact avec le rêve. Déjà heureuse. Jugez-en…Mon médecin m'annonçait alors que cette pratique était depuis quelques temps déjà usitée avec succès en France et que ce que l'on appelait l'anneau gastrique avait permis à de nombreuses femmes de retrouver une vie normale et de vivre sainement. Que par ailleurs les risques opératoires réels certes, étaient minimes comparés aux risques majeurs dus à une surcharge pondérale telle que la mienne, et que cette gastroplastie porteuse d'espoir était parfaitement adaptée à mon cas.

Un premier rendez-vous est pris, je me sens déjà revivre. En route vers la renaissance.

* * *

Le 15 mai 1998 l'on me pose ce fameux anneau gastrique. Je pèse alors 136 kilos. Je ne reviendrai pas en détails sur ce passage, cet épisode dans ce qui va être la dégringolade de ces kilos handicapants, tout cela a été relaté dans « l'autre est moi »

Au risque de me répéter, je reviendrai néanmoins sur la peur qui est alors la mienne. Cette peur de l'inconnu face à cette opération si nouvelle en France, je suis en effet la deuxième personne de ma région à être opérée, à bénéficier de cette technique novatrice. Une opération inconnue, sans précédents connus en France, pourtant bien maitrisée aux Etats-Unis et porteuse d'espoirs. De l'espoir de revivre enfin, cela représentait pour moi un saut dans le vide. La peur, oui, mais le faire quand même pour y arriver, et je le pense alors de façon définitive.

Les résultats ne se sont pas fait attendre, me portant à l'euphorie. Pensez…une perte mensuelle de 6 à 8 kilos durant les premiers mois. Courbe descendante quasi régulière, avec bien sur des hauts et des bas, des périodes de stagnations déclencheuses de coups de déprime. Mais ne pas craquer, surtout ne pas craquer. Persévérer. Réussir à tout prix.

Au bout du compte, après 18 mois, la balance me révélait le bienfait de mes efforts en affichant 56 kilos. Soit une perte de 80 kilos.

Tout cela vous l'avez lu dans mon premier ouvrage, j'évoquais aussi le soutien du professeur Nicolò De Manzini, qui a su faire de cette opération une réussite, de sa confiance en l'anneau gastrique, sa technique, et la confiance qu'il a placé en moi. Ce fut un véritable partenariat, il est d'ailleurs ici capital de souligner ce fait. Vous ne réussirez pas seul(e) et le chirurgien sans votre totale adhésion au programme ne pourra rien de son côté lui non plus. L'anneau gastrique est un outil à utiliser à deux. Le travail ne se fera pas tout seul. L'anneau n'est pas à ce stade un produit miracle. Il gère à 50 % les quantités d'aliments ingérées, mais c'est à nous (à vous) de gérer les 50 % de la qualité de ces aliments. L'anneau gastrique ne fait pas maigrir par sa seule présence, mais doit être considéré comme un moyen de rééducation de l'alimentation.

J'ai consulté mon chirurgien toutes les semaines durant les trois premiers mois, puis tous les quinze jours les trois mois suivants, pour terminer par une consultation mensuelle pendant les deux dernières années.

Parallèlement à ce suivi, il y a une chose qui a largement contribué à remplacer ma boulimie, mon addiction aux aliments, par un comportement alimentaire sain. C'est le sport. Je me suis jetée dans l'activité physique comme sur une bouée de sauvetage, rapidement j'ai eu besoin de ces exercices salvateurs, si apaisants. Même si je l'ai fait avec excès, j'ai entretenu mon nouveau corps, et mon psychique revenu au beau fixe.

Durant une longue période, s'étalant sur plusieurs mois, je suis restée à 56 kilos. Puis j'ai petit à petit commencé à reprendre quelques kilos. Rien d'alarmant au début, mais tout de même… Très vite je me suis aperçue que je pouvais manger de plus grandes quantités, cela devenait inquiétant. La sonnette d'alarme a retenti quand j'ai pris conscience que des aliments qui ne passaient pas ou passaient mal avec l'anneau, devenaient ingérables et étaient digérés quasi normalement.

Le cathéter d'injection pour le réglage de l'anneau s'était déplacé d'une bonne vingtaine de centimètres. Je pouvais maintenant manger normalement et de tout ! J'avais des brûlures de l'œsophage, une mauvaise haleine, et surtout une peur bien légitime de ces symptômes n'augurant rien de bien rassurant.

Le professeur Manzini, mon chirurgien, étant parti exercer en Italie, et après bien des consultations différentes, les chirurgiens vus, m'ont tous conseillés de faire pratiquer une gastroscopie. Cet examen réalisé a révélé une migration complète de l'anneau, une nécrose d'une partie de l'estomac. Ce diagnostic désespérant imposait de pratiquer au plus vite l'ablation de l'anneau. Le pronostic vital pouvant être engagé.

C'est triste, grave, mais le pire c'est la colère qui est monté en moi à cette annonce. Colère qui me taraude aujourd'hui encore. Un dépistage un peu plus précoce de cette migration de l'anneau, possible car certains signes m'avaient incité à consulter plusieurs fois, ce dépistage aurait permis d'éviter la catastrophe. D'éviter d'en arriver à cette ablation indispensable maintenant en raison des dégâts déjà provoqués sur mon estomac. Seulement voilà, mes inquiétudes face à ce que je ressentais intimement, malgré mes troubles bien réels, ma reprise de poids et mon insistance à ce que l'on voit ce qui se passe, oui, malgré tout cela, l'on a pas jugé utile de procéder à des investigations plus poussées qui auraient révélées le problème, qui pris à temps n'aurait été qu'un petit aléa dans ma vie avec l'anneau. Anneau que j'aurais toujours alors.

Il est ici de mon devoir de vous mettre en garde pour qu'une telle mésaventure ne vous arrive pas. Cette mise en garde est simple, consultez dès les premiers troubles. Devant ce qui ne vous parait pas être normal, comme de pouvoir manger de tout, en toutes quantités avec un anneau gastrique. J'en veux énormément au chirurgien qui m'a vu en l'absence du Professeur De Manzini. Il a par négligence, sous estimation de mon problème, anéanti sept années d'efforts.

Soyez donc après votre opération et dans les mois, les années qui suivent particulièrement à l'écoute des alertes et allez consulter immédiatement pour éviter de vivre ce que je vais vous narrer maintenant.

* * *

Ma vie s'arrête. Non, le terme est trop fort. Rien ne sera plus jamais pareil, plus jamais comme avant… Hum, excessif aussi. J'ai par contre la certitude que je suis à un tournant de ma vie. Quelque chose d'inéluctable va se produire. Jamais dans ma vie je ne me suis sentie aussi seule, face à une situation sans retour, oui sans retour, car si je ne prends pas sur moi, si je ne donne pas tout de moi, si je ne réagis pas, je sais que cette situation sera irréversible. Qu'elle progressera lentement, puis inexorablement vers ce que je redoute le plus au monde. La mort ? Oui peut-être, mais surtout l'inévitable reprise de poids ! Car mon cas est grave, préoccupant, je risque gros là avec cette mutation de mon anneau. Bien que les chirurgiens, médecins, soignants se montrent optimistes, je sens au plus profond de moi que le problème est grave, la situation gravissime. Bien que connu et envisageable, ce risque trouble, perturbe et est visible, perceptible dans les regards et les conversations lors des visites du staff médical. Bien sensible dans les propos et les non-dits du personnel soignant, oui, je sais que j'ai perdu…

L'anneau, mon sauveur, tel une auréole salvatrice à mon problème de surpoids, celui qui m'a tant aidé, oui, mon ange gardien devenait soudain un démon. Après m'avoir sauvée, il allait être l'artisan de ma perte, de ma mort peut-être physique mais de ma mort morale, sûrement. L'état d'esprit dans lequel je me trouve alors, n'est pas, ne sera pas, en quelques lignes ici, palpable dans mon récit. Il est terrible. Il s'agit d'une trahison, d'un coup de poignard dans le dos. D'un de ces coups du sort dont on sent intrinsèquement que l'on ne se relèvera pas. A cet instant précis de ma vie, je ne doute pas, je ne crains pas, ces termes n'étant que des euphémismes, des ersatz de la situation, des mots qu'il conviendrait d'utiliser… Désespoir, désir d'en finir, besoin d'une aide forte et immédiate même pour les choses les plus inavouables, partir, quitter ce corps devenu ennemi, ce corps dans lequel je me sens en territoire hostile.

Mais…

L'on a pour coutume de dire dans les adages les plus usités, que la vie vaut d'être vécue. Le suicide, oui, cette agression contre soi-même, qu'il soit un appel au secours, ou comme l'a dit un philosophe, un acte désespéré dans une ultime tentative de se faire entendre, qui, s'il se solde par la mort, c'est que cet acte, mal contrôlé aura été trop loin. Non, le suicide il n'en n'est pas question. Ce serait oh ironie, donner une suite matérialisée au problème qui m'échoue. Bon, alors je réfléchie. L'anneau a migré, c'est grave. Je pense. L'anneau, migration, perspective de reprise de poids… Bon, là, c'est moi qui délire, ce n'est pas prouvé, je peux encore me battre, je vais me battre !

Après l'annonce de ce que je prenais pour un échec, après la crise de panique, la perte de pieds et ce que l'on appelle en natation « avoir bu la tasse » toucher le fond pour mieux rebondir, c'est connu. Je refais surface sans jeu de mots, mon caractère m'y pousse. « Eh Viviane Roser, remues toi » Ne pas craquer. Non bien sûr ce serait trop bête. Pas après les épreuves vécues, les étapes douloureuses, les doutes et les espoirs alternés pendant toutes ces années. Non, pas moi. Et cela je vous le jure, sans la moindre prétention, mais non, pas moi. Pas après ces souffrances, ces humiliations, pas après ces espérances, ces joies, tout ce que j'ai vécu de négatifs comme de positifs. Impossible avec mon caractère de battante de baisser les bras. Mon allié, mon espoir, mon intime partenaire « héliocoïdale » au plus profond de moi, celui qui tel un complice fidèle avait fait de moi ce que je désirais depuis des mois, cet allié de mes plus fous fantasmes venait de me lâcher comme un amant qui vous largue. Et bien non ! Je n'allais pas, moi Viviane, me laisser aller après ce passage à vide. Cet état qui aurait très bien pu me mener à la dépression, à la reprise de poids, à un acte de violence contre mon intégrité physique, il n'en était plus question. J'allais une fois encore me battre, me battre contre ces mauvais coups du sort après tout, j'en avais bien vu d'autres, non ? Pas après ma réussite, ma fierté, le regard des autres. Ce regard que j'avais tant redouté, ce regard qui m'avait fait mal lorsque j'étais ce que les gens ne veulent pas voir, puis ce regard parfois des mêmes personnes devenu admiratif, respectueux. Alors ce regard de personnes, parfois de proches, d'intimes même, je n'avais pas le droit de le décevoir. Je m'étais battue contre ces yeux, pour ces yeux. J'allais donc me battre contre vents et marées, ce n'était pas parce qu'un anneau de plastique dans mon ventre venait de me jouer un sale tour, que le monde allait s'arrêter. Des termes me sont venus à l'esprit, porteurs d'espoir, j'en souris presque. Cette migration de mon anneau je la vois comme un problème mécanique, oui mécanique, c'est-à-dire une pièce qui a glissé, qu'il faut retirer, repenser dans son rôle sur mon estomac. Le problème n'était plus vital à mes yeux. Le spectre d'une mort suite à ce problème devenait de plus en plus abstrait, improbable. On allait régler, résoudre ce problème.

Allongée sur mon lit, après la panique, une vraie panique avec idée noire, tachycardie, troubles de la respiration, le tout dans une perspective d'une fin imminente. Sachez que les symptômes les plus infimes, mal interprétés par le psychisme de personnes particulièrement sensibles, peuvent déclencher des troubles, qui, s'ils ne sont pas ou mal maitrisés pourraient faire penser à de sérieux problèmes cardio-vasculaires.

Il est donc très important de savoir reconnaitre une « attaque de panique » due à un stress émotionnel, annonce d'une nouvelle, d'un diagnostic autant hâtif qu'erroné face à des palpitations, des bouffées de chaleur, des nausées. De toute façon, cela relève des urgences auxquelles il faut se rendre rapidement, car seul un bilan complet permettra de ne pas passer à côté d'une crise cardiaque.

Bref, ces sales moments passés, je me suis reprise en main et soudain l'avenir m'est apparu plus serein.

Mais avant cela, permettez-moi de faire avec vous un voyage à travers ce que furent certainement les plus pénibles heures de ma vie.

***

03 juillet 2005

Me voilà seule, face à celle qui fut durant sept années mon amie, et qui devient depuis plusieurs mois mon ennemie. Je nomme : sa majesté le pèse personne. Sachant qu'à Noël 2004 je pesais 57 kilos. Je respire un grand coup, une profonde inspiration, j'ai des gouttes de sueurs, je rassemble mon courage et je l'escalade. J'ai le cœur qui bat si fort. Je laisse les yeux fermés. Après plusieurs semaines vivant dans une parfaite ignorance face à cet article ménager. J'ouvre les yeux et je vois : 91.2 kg. Le choc. L'œil impitoyable de cet ustensile est comme une douche glacée. Je vis cela comme un grand malade à qui l'on annonce une récidive de sa maladie après une période de rémission. Tout recommence, j'en suis bien là.

***

Août 2005

Le voyage en vacances est incontestablement un moment fort pénible. Je pèse maintenant 95 kg 500 !!! Lors de la préparation des valises, je dois refouler tous mes vêtements de taille 38/40 de l'été d'avant pour du 48/50, et inévitablement cet instant me fait mal. Les 1000 kilomètres de route à faire en voiture sont très éprouvants comparés aux années précédentes, moins de place sur mon siège et étant limité dans les positions ne pouvant plus me rouler en boule sur mon siège pour une petite sieste. 1000 km à me contorsionner pour trouver une place adéquate et une position aisée pour allonger mes grosses jambes, mes chevilles et mes pieds qui gonflaient à vue d'œil.

L'arrivée au bungalow me trouve épuisée, cassée, brisée, vermoulue. Puis tous les va-et-vient histoire de déplacer les affaires de la voiture jusqu'à l'intérieur m'ont achevée. Encore se traîner au supermarché du coin, puis un petit tour à la plage pour dire bonjour à la mer, préparer un semblant de repas, et je tombe, je m'affale, je me jette et je m'enfonce sur le lit qui m'aspire, me happe aussi grosse que je suis, toute entière. Mon corps sur-gonflé, mes articulations enfin au repos ne devant plus porter cette masse, je me sens un peu mieux.

Le lendemain aïe aïe, notre traditionnelle ballade à la plage suivi de l'incontournable marché pour les touristes. Que des vêtements, robes, jupettes, mini maillots, corsets, dentelles et crochets qui me font inlassablement des pieds de nez. Chaque stand me poignarde douloureusement. L'année prochaine, oui l'année prochaine je reviendrai me les acheter. Un dernier rire hystérique m'échappe en imaginant la tête du vendeur si je venais à lui demander un des ces mini vêtements à ma taille… Merde alors, j'ai si mal. Je baisse la tête et continue de marcher. J'ai si honte de moi.

Ah la torture suivante, aucun répit entre deux. Nous voici à la plage. Une plage ? Non on dirait un jardin d'enfants, des jeunettes, des sylphides, rien que des corps parfaits, fermes et luisants. Elles sautillent de partout sur le sable, derrière un ballon, jouent aux raquettes, courent dans les vagues en faisant un minimum d'éclaboussures, et tout cela sans qu'une seule once de peau ne bouge. Rien ! Pas de graisse, pas la moindre trace de cellulite, aucune peau d'orange. Les cuisses fermes, la poitrine fière et les hanches parfaites. Dorées comme des pains d'épices, le maquillage nickel et la chevelure parfaite. Je ne comprends pas comment elles peuvent, par une telle chaleur, sous le soleil, dans le vent, en ayant joué ou nagé, rester toujours aussi parfaites ! J'ai passé ainsi des heures durant ces quinze jours à examiner, contempler le cul et les cuisses de ces dames. Verte de rage et de jalousie. Et je reste stoïque et surtout terriblement idiote en short et t-shirt long et ample pour cacher ma graisse, assise sur la plage sans oser me lever pour passer totalement inaperçue. Je serre les dents de rage, de colère et de honte, les larmes aux yeux.

D'ailleurs, comment pourrais-je passer inaperçue ? Je suis pratiquement sure que les aiguilles des compteurs sismiques enregistrent mes mouvements et mes déplacements. Sarcastique ? Cynique direz-vous ? Non, juste tellement malheureuse.

Chaque sourire, chaque éclat de rire, je le prends pour moi comme une moquerie. Je deviens complètement parano. Je me cache derrière le parasol, un peu à l'abri des regards. En ville j'achète des cadeaux pour les amies, mais rien pour moi, aucun gadget, ni les moindres bijoux. Pourquoi ? Je veux me punir tout simplement. J'estime ne pas avoir le droit de me faire plaisir. De toute manière, chaque objet, bijou, me donne un air de clown sinistre et ridicule. Et en restant assise, je ne voyais pas trop ma prise de poids.

Le pire est lorsque j'aperçois mon reflet dans une vitre de magasin ou de voiture. Je reste estomaquée, interloquée, choquée, paralysée et dégoûtée. C'est moi CA ? Ce n'est pas possible. 6 mois auparavant j'étais encore fine, et là…ce… ! C'est moi ? Je me retrouve honteuse, à la limite des nausées et des vomissements. Méprisable. Vite rentrer me cacher, à l'abri, tout fermer, rester dans la pénombre. Ne plus me voir.

Je suis seule dans mon bungalow, et pour cause, le reste de la famille est à la piscine, je suis seule et je me couvre d'un drap malgré la forte chaleur pour cacher mon corps, parce que moi-même je ne peux pas et je ne veux pas le voir. Vite que se termine ces 15 jours. Et comme le chante Johnny Hallyday : « Ce qui nous tue pas, nous rend plus fort !!! »

***

Petit trait d'humour…d'humour… !

Elle est partout…*elle.* Je vais parler d'*elle.* Vous la connaissez également. Mais si vous la connaissez. Voyons, réfléchissez bien, Ca y est ? Vous voyez de qui je veux parler ? Voilà ! Moi je ne vois qu'*elle* partout. Vous aussi ? C'est *elle*, *Elle* que l'on observe toujours. *Elle* que l'on voit partout. *Elle* qui semble nous narguer constamment, *elle* qui est dans tous les endroits où on est nous-mêmes. Dans ces endroits où déjà on se sent mal à l'aise et où on voudrait passer inaperçu, Et bien *elle*, *elle* est toujours présente. *Elle* a qui on aimerait ressembler sans vouloir l'avouer à haute voix bien sur, parce que d'un air pincé on préfère dire, pff *elle* doit forcément être idiote. *Elle* qu'on jalouse pour son corps parfait et sur lequel on cherche quand même des couacs. Sur la plage ou à la piscine, on la voit *elle*. Celle qui se promène avec un paréo bien couvrant est très souvent ronde. Mais *elle*, qui a un beau corps n'a pratiquement jamais de cache-misère, mais est toujours en mini bikini. En ce moment, il fait 40°, nous sommes en pleine canicule. L'air qu'on respire est brûlant. Personne ne bouge. On souffre de ces chaleurs. Les gouttes de sueurs coulent même sans bouger. Je ne fais rien, je ne bouge pas, je respire au ralenti, par petites bouffées d'air, et je suis totalement inondée par ma transpiration. J'ai le cheveu tombant et mou, et aucun maquillage, même pas un peu de mascara sur les yeux. Je me sens à l'état d'une larve dégoulinante, sans force, je suis toute mouillée, moite, je colle. J'ai ôté mes bracelets, bagues, colliers, j'arrive tout juste à supporter mes boucles d'oreilles, mais limite, parce que j'ai l'impression que même les bijoux me tiennent trop chaud, et me coupent la circulation sanguine. Mes doigts ressemblent à des paupiettes bien ficelées, et mes pieds à des rôtis ligotés. Je suis boudinée dans tout ce que je porte. Je suis gonflée. Mais *elle* ! *Elle* fait du vélo, bouge, coure, s'occupe du repas, traverse le camping avec sa vaisselle et son linge à laver, fait les courses, du roller, danse. *Elle* joue au ballon sur la plage, au badminton, glousse en courant, mais ne transpire pas. Rien. Aucune goutte ne coule. Son brushing est toujours impeccable, le maquillage parfait, les bijoux superbes. Je ne comprends pas.

Nous avons loué un chalet avec des armoires, des étagères et des cintres. *Elle* dort sous une petite tente, n'a que des sacs de voyage, mais ses vêtements ne sont pas fripés. Les miens sont froissés à croire que je les avais fourré, roulé en boule sous le matelas durant des jours. Allez comprendre. Moi je me jette goulûment sur un grand verre de cola allégé glacé, en m'éventant avec une revue, assise à l'ombre, les jambes écartées, les sandalettes enlevées. Mais *elle* sirote délicatement une boisson sucrée à petites gorgées. *Elle* n'a pas soif ? Je cherche à comprendre.

Rare également celle qui a besoin de lunettes de soleil, *elle* évolue dans une lumière aveuglante sans cligner des yeux, sans froncer les sourcils et le nez. Moi je suis comme une taupe en plein jour, ou un animal avec les phares de la voiture dans les yeux. Je suis aveuglée par le soleil durant cette canicule, mais pas *elle*. Et la rare qui en porte, quand ses lunettes ne servent pas juste de serre-tête, bizarrement ses lunettes ne glissent pas. Les miennes chutent lamentablement sur mon nez brillant, luisant et mouillé de transpiration. Pourquoi pas *elle* ?

Sur la plage, je m'enfonce comme un gros sac à chaque pas que je fais sur le sable, et je me blesse sur chaque caillou, coquillage et objets qui peuvent se trouver sur une plage. Mais *elle* non, *elle* marche très aérienne sur le sable sans éprouver de peine à s'y déplacer. *Elle* ne se tord pas les chevilles, n'a pas mal parce que le sable est brûlant, *elle* saute et court sans se blesser. Pourquoi lorsqu'*elle* se lève de sa natte de plage, *elle* est propre, sans grain de sable collé à son corps et sans trace. Moi je me lève étant marquée par les plis de ma natte en osier ou de la serviette, je suis froissée et fripée, et j'ai le sable qui me démange partout. *Elle* n'a pas d'irritations ni rougeurs. Je suis toute luisante à cause de ma crème solaire, mais *elle* non, *elle* ne brille même pas, *elle* est juste éclatante, bronzée et dorée au soleil. Sans oublier mon sein qui s'échappe de mon maillot lorsque je me tourne en étant couchée, ou en me penchant pour ramasser les affaires. Son sein à *elle* ne s'enfuit pas lui.

Et le soir ? *Elle* porte un pantalon en jean's avec un haut dont la quantité de tissus ne dépasse pas celui d'un mouchoir. Mais *elle* n'a pas chaud en jean's ? *Elle* se trouve haut perché car *elle* porte des escarpins à fines lanières, mais *elle* ne glisse pas dedans et ses orteils ne sortent pas de chaque côté même en dansant. Je suis vêtue d'un short en toile jusqu'aux genoux pour bien cacher et d'un t-shirt marcel très ample afin qu'il ne colle pas et ne moule pas, et de sandales plates style piquées à grand-mère. Cherchez la différence.

Par contre, quand un vent frais souffle sur la plage, je suis en gros pull et gilet, mais *elle* ne porte pas le pantalon qu'*elle* mettait lors de la canicule, non non, mais *elle* est en short ! Allez comprendre…Là je ne parle que d'*elle* durant l'été, mais en hiver ? Lors des températures négatives, je porte un long manteau, des bottes fourrées, un bonnet en laine enfoncé sous les oreilles, un méga cache-nez enroulé autour du cou, des gants, j'ai la goutte au nez qui est rouge tant il fait glacé, je suis figée par le froid. Mais *elle*, elle porte une veste en jean vaguement entrouverte sur un petit pull qui lui couvre à peine le nombril, un petit foulard nonchalamment jeté autour de sa gracieuse nuque. Elle n'a pas froid ? Ce n'est pas possible ! Je ne comprends pas, c'est à pleurer de rage. Ne m'en veuillez pas vous les *elles* qui lirez peut-être ce passage, c'est notre souffrance que j'exprime ici, notre mal-être, tout ce que nous voudrions être nous-mêmes. Tout compte fait, à n'importe quel moment de l'année, *elle* est toujours là. Et comme tant d'autres camarades en surpoids, nous en sommes jalouses, il faut le reconnaitre. Je voudrais aussi être une *elle* …

* * *

Août 2005

Les vacances sont enfin terminées. Je peux enfin rester enfermée chez moi, dans ma cachette. Je ne sors même plus faire les courses, je ne veux pas que les gens qui m'ont vue durant quelques années si bien, si mince, me revoient dans cet état là. Oh ! Ils ne vont pas me louper, c'est clair. Et je ne le supporterais pas. J'ai trop honte de moi. J'ai une boule dans la gorge, j'en tremble et je transpire. Je vais faire mes courses à 40 km de chez moi, au moins si loin, je ne risque pas de tomber sur des connaissances. Dire que je ne suis pas allée voir mon papa et son amie depuis Noël de l'an passé, juste à cause de cela, j'ai terriblement honte, de ma conduite, mais la déchéance, le dégoût, la dégradation, l'échec, l'humiliation que j'ai de moi, de mon corps est bien plus grande encore.

Septembre 2005

J'ai besoin d'un bon bain relaxant. L'eau coule, le bain moussant laisse des perles aux reflets nacrés et irisés aux douces senteurs. Je me plonge avec délice dans cette eau chaude et parfumée. Après un temps certain, entourée de cette douceur, ce moelleux, la volupté et le velouté, je décide de sortir. Je laisse déjà se vidanger la baignoire tout en me prélassant encore un peu. Et c'est à ce moment là, que j'aperçois avec effroi que je fais un barrage dans l'eau comme autrefois.. Choc. Gros gros choc. Je suis assise dans l'eau, devant moi l'eau est partie, mais…derrière moi, le bain est encore rempli. Je suis à nouveau si grosse que l'eau ne peut s'écouler. Mes cuisses, mes hanches et fesses l'empêchent de passer. Le barrage est là. Ce n'est pour moi qu'affolement et stupéfaction devant cette découverte, cette évidence que je me cachais. Le précipice, l'abîme est devant moi. Avec effarement le puits noir s'ouvre à mes yeux. J'ai mal.

La renaissance

Je suis assise, seule, étrangement seule dans la salle d'attente au 5ème étage de ce que fût l'un des plus beaux et performants bâtiments des Hospices civils de Strasbourg dans les années 70. Je songe à tous ces gens, ces patients, venus de toutes les grandes régions, Alsace, Moselle, Vosges…pour une consultation puis hospitalisation pour une intervention chirurgicale impossible ailleurs dans ce grand navire des temps modernes à l'époque, de l'ère nouvelle du système hospitalier et chirurgical. Je suis là, assise face à une baie vitrée me complaisant à observer les va-et-vient des véhicules face à ce bâtiment de la chirurgie A. Je suis dans une semi léthargie. Sur la tablette, pêle-mêle des magazines d'il y a 3 ou 4 ans ne me tentent pas. Je regarde par la fenêtre, les quais, le canal, le flot des voitures. Dans le couloir, à l'opposé, passent devant la porte grande ouverte, quelques membres du personnel, pyjamas verts, blouses blanches, hommes et femmes en civils. Des patients ?

Je me sens de plus en plus rassurée, sentiment affreusement paradoxal, car lorsqu'on va m'appeler, ce sera l'horreur, la sentence si j'ose dire, car j'ai rendez-vous avec le docteur Vix, le grand praticien, spécialiste de la chirurgie bariatrique. Mon problème je le connais, vous le connaissez…mon anneau qu'il faut absolument retirer…oui, mais après ? Oh mon Dieu que j'ai peur.

Rarement des infirmières viennent vous apporter un café, pourtant cela fût le cas, en voyant sur mon faciès le reflet de mes inquiétudes. Encore plus rarissime, le fait que le chirurgien vous reçoive à 7 h 30 du matin, avant d'aller pratiquer une intervention chirurgicale, sentant votre appréhension, votre mal-être.

Un homme, jeune, tout de bleu pastel vêtu, passe devant la salle d'attente, je retiens ma respiration, il regarde, ne dit rien, repars. Ouf ! Encore un peu de répits…d'espoir ? Non car je sais que le docteur va m'annoncer une nouvelle cruelle.

On m'appelle enfin…Madame Roser ? Le « oui » que je prononce alors n'a pas du être très audible…je me lève et suis ce monsieur. Il inspire à première vue la confiance, la démarche précise et le ton rassurant.

Très attentif à mon problème, et bien plus professionnel que l'ont été certains de mes précédents interlocuteurs, je sais qu'il étudie sérieusement mon cas. Il sait, il sent au récit de ma mésaventure que je suis tombée de Charybde en Scylla, il me sent au bout du rouleau, que je traverse un Sahara de désespoir. Il m'apaise, je me laisse aller aux confessions.

Le contact est établi. L'on parle souvent d'osmose entre un praticien et son patient, ce fût le cas avec le docteur Vix.

Bien sur lors de cette consultation, le diagnostic confirmé pour ce qui concernait la migration de l'anneau, et l'urgence vitale (pardon du peu) de retirer cette pièce devenue menaçante, notre conversation a été très professionnelle, pragmatique, et sans appel ! Il faut vite retirer l'anneau. Point !

Oui mais après … ?

Je songe sérieusement au by-pass, ce serait en effet la solution, mais nous n'en sommes pas encore là.

Le by-pass je le connais, de par mon forum, mon association. C'est une opération qui devenait courante. Le docteur Vix m'en avait bien parlé mais avec réserve. Il a également évoqué une sleeve, autre technique de gastroplastie, moins lourde, pouvant s'adapter à mon cas. Le problème…d'abord retirer l'anneau, ensuite il faut compter entre 6 et 8 mois avant une nouvelle intervention. Temps nécessaire pour laisser cicatriser l'estomac nécrosé. Il faut au chirurgien, pouvoir travailler sur un organe sain.

L'ablation de l'anneau ne s'est pas faite sans douleurs, bien au contraire. Inutile de le cacher. Douleurs physiques, douleurs psychologiques, car il faut maintenant attendre. Je sentais fort bien la reprise de poids me tomber dessus, elle était inévitable. Sans mon anneau je n'avais plus la force de lutter, pas après ces sept années.

Avant l'ablation de l'anneau, à la suite de sa migration, j'avais repris 10 kilos. Après la douloureuse ablation, 26 kilos se sont rajoutés au compteur en l'espace de 6 mois malgré une diététique très stricte. Mais mon métabolisme a fait que... Ainsi que l'arrêt du sport pratiqué, car mon organisme, mes articulations, cartilages, avaient été mis à mal. Le moral n'étant plus au beau fixe, vous imaginez aisément l'état d'esprit dans lequel je me trouvais à cette époque.

La décision de suivre les conseils du docteur Vix, de me faire réopérer et de « passer » au by-pass s'imposait, et ma décision a été aussi rapidement prise qu'évidente.

***

Mon by-pass

Septembre2005

Je suis à l'hôpital. C'est la veille de mon by-pass. L'enterrement, la fin de « L'Autre » Son abandon, je vais enfin pouvoir en faire le deuil. J'ai tant d'espoir. Je mise tout dans cette opération.

Mon repas frugal est avalé, alors que je pourrais dévorer le mobilier de la chambre tant j'ai faim. Pour lutter contre la faim qui me tenaille, je pense au pèse-personne qui ce matin a poussé un long hurlement d'horreur et de terreur en voyant s'afficher un joli 105.6 kilos. J'ai lâché un grand cri primaire ! Il a résonné longtemps en moi. Je me sens si bizarre et étrange. Je ne sais plus quoi penser. Dans quelques heures je passe au bloc. Je garde espoir.

9 septembre 2005
Je pars au bloc…

11 septembre 2005
J'émerge, je pointe, je perce enfin cet épais brouillard dans lequel je baigne. Maintenant que la douleur s'est réveillée en même temps que moi, je réalise que j'aurais du rester dans ce magma, cette purée de pois où j'étais depuis deux jours. Bercée entre sommeil et somnolence. Me lever fut très laborieux, me coucher également. J'ai très soif, si soif. Je n'ai jamais autant souffert du manque d'eau. J'ai la nostalgie d'un verre d'eau fraîche, je vois le verre, l'eau, sa fraîcheur, je vois parfaitement la buée, la condensation et les gouttes qui coulent le long du verre. J'entends les glaçons tintinnabuler. Je pars dans un délire. Mon trip perso !

La suite ne fut que douleurs, nausées, fièvre, évanouissements. A 2 h 30 du matin on me passe au scanner. A 7 h 30 mon chirurgien est là et m'annonce une ré-opération dans les 20 minutes parce que j'ai une sténose de l'anastomose. La suite se passe comme pour tout opéré.

Enfin le retour à la maison.

17 septembre 2005

Me voilà enfin chez moi, à la maison, livrée à toutes les tentations… Comme je suis encore assez fragile et fatiguée, je ne fonctionne encore qu'en mode ralenti. Parfois même en mode veille. Mais, ce matin, j'ai tout de même le réflexe, l'automatisme de tout obèse, c'est celui d'escalader mon instrument de torture favori, ce dispositif de supplice, qui a le pouvoir de me faire dresser les cheveux sur la tête et de bramer chaque matin un interminable et puissant hurlement primaire.

Allez ! Vas-y ! Je me déshabille, je suis toute nue, sans un seul bijou, normal non, des fois que cela ferait grimper l'aiguille du pèse-personne, nue comme un ver. Juste avec mes cicatrices. Faut voir le tableau…Je suis debout dessus, toute droite, bien campée, la respiration courte et les yeux fermés. Ben ça va pas trop le faire pour voir mon poids n'est-ce pas ? J'ouvre d'abord un œil…puis je soulève légèrement le second, je fais la grimace et je serre les dents.

Et je vois 99.5 kilos ! YES ! Enfin plus que 2 chiffres. J'ai donc perdu à l'hôpital 6.1 kilos. C'est chouette. Normal soit dit, mais chouette ! Et du coup, la journée s'annonce bien belle et légère. Je sens que c'est repartit, la machine est lancée !

Octobre 2005

Voilà aujourd'hui exactement un mois que j'ai mon by-pass et pour le moment j'en suis très satisfaite. J'ai eu durant les deux premières semaines beaucoup faim et des brûlures d'estomac, mais qui ont très vite diminuées avec l'aide de quelques médicaments et la reprise d'une alimentation solide. Le second jour de ma rentrée à la maison, après avoir mangé une compote de pomme maison trop épaisse, j'ai fait un blocage, et j'ai dû vomir, ce qui fut assez douloureux. Car j'essayais de rendre les spasmes le moins violent possible, pour épargner mes sutures et cicatrices. Et cette semaine un mini dumping de 10 minutes, battements cardiaques accélérés, tremblements, nausées, suite au dîner composé de 3 tranches de pain suédois tartinées d'une mixture allemande style œuf mimosas, et qui 15 minutes après m'ont fait des gargouillis monstres et courir aux toilettes. Le poids, je ne peux que dire que j'en suis vraiment très très contente, j'ai perdu 16.2 kg et c'est fantastique en 30 jours. J'ai encore de temps en temps de fortes douleurs à l'épaule gauche mais je les avais aussi longuement après l'anneau ou lorsque j'avais trop mangé. Je peux manger sans problème et je peux boire autant que je le souhaite.

Par la suite, j'ai perdu 4 kilos par mois, puis 2 mensuellement, puis plus rien du tout durant deux ans. Stagnation terrible, incompréhensible. Je sais maintenant que c'était dû à des causes psychologiques que je me cachais.

J'ai souffert de quelques dumpings, et surtout d'une intolérance au lactose. Je ne peux plus boire de lait. Quelques vomissements les deux premiers mois, le temps qu'il a fallu à mon estomac de cicatriser et de se remettre de cette longue opération. Ma seule satisfaction est de ne plus aimer le sucre et de pouvoir manger de petites quantités. Donc en conclusion, je suis satisfaite et heureuse de mon by-pass. Pour le moment.

2006 / 2007

Heureusement que j'avais fini le chapitre précédent sur « pour le moment » Je ne suis plus obèse, mais je n'ai pas encore retrouvé ma taille normale et je suis toujours selon l'indicateur d'IMC en surpoids. Je suis le cul entre deux chaises, toujours à lutter pour continuer à perdre du poids. Hier il m'est brutalement venue une pensée. Ceci presque 17 mois après mon by-pass. C'est venu d'un seul coup. Et si j'analyse, je réalise combien c'est vrai et surtout combien c'est ridicule. J'ai cru durant quelques mois, que mon by-pass allait me faire perdre du poids facilement sans que je n'aie le moindre effort à faire, les doigts dans le nez. Tadaaaa, j'ai un by-pass, je maigris toute seule. Tant que j'ai cru cela, ma diététique était assez bonne, je n'avais aucune compulsion alimentaire, sans plus d'envies d'aliments sucrés ou caloriques. Et ce n'est que par la suite, voyant que mon by-pass s'avérait quasiment inefficace depuis des mois, et qu'il me fallait l'aider, pour arriver à perdre mes 15 kilos restant, et que j'ai commencé à réutiliser dans mon vocabulaire quotidien et dans ma tête, les mots tels que : diètes, régimes, calories, attention, restrictions, rationnements, privations, et bien, étrangement c'est à ce moment là qu'ont commencées mes envies et mes compulsions.

Je n'ai pas le droit de dire que mon by-pass était inefficace, il m'a fait perdre le ¾ du poids que j'avais repris après l'ablation de mon anneau, et maintenant il me maintient à flot. Il me stabilise Personne ne me comprend. Personne ne me soutient. Je me sens seule. Une ré opération est possible, soit à l'anse soit diminuer la taille de l'estomac. Je réfléchis Je cogite, je tourne en rond, j'enrage, je rage. Je suis malheureuse. Je me sens nulle. Je retourne dans ma bulle, ne rien voir, ne rien dire, ne rien entendre. Protection.

Juin 2007

Non, je vais lutter, je vais me battre, je ne vais pas me laisser aller. De plus, un nouvel événement est arrivé dans ma vie, une douceur dans ce monde de brute, un sentiment nouveau. Je ne connais pas encore la suite. Mais j'ai à nouveau envie de me battre, de plaire, de séduire, de mincir, celle d'être jolie et agréable à regarder. D'être normale. Nous voilà le 06 juin et j'ai décidé d'y arriver. J'ai besoin d'y arriver. Je sais bien que je vais faire n'importe quoi. Mais j'ai tout essayé, les fibres, les légumes, un peu de sport, non rien n'y fait. Donc là, au point où j'en suis, allons y pour le n'importe quoi. Je vais faire le régime lacté que beaucoup de chirurgiens prescrivent avant les opérations. Les pertes de poids sont importantes. Je vais me nourrir de yaourt nature sans graisse et sucre, de jus de tomates et de pommes. Je vais tenir autant que je le peux, sachant que cette diète n'est préconisée que pour quelques jours.

20 juin 2007

Après 12 jours de cette diète, j'ai perdu 7 kilos ! Je suis plus que motivée, des changements dans ma vie…Je ne grignote plus…

J'ai décidé de faire mien ce dicton « Vas au-delà de tes limites, et tu connaitras ta force »

Novembre 2007

Ma vie a pris un nouveau tournant depuis quelques mois. Nouvel amour et grande passion sont désormais mon si chanceux quotidien. Depuis que Jean-Paul est entré dans ma vie, tel un engin explosif, une super nova, je suis heureuse.

Une perte de poids de 14 kilos depuis le mois de juin 2007 est même affichée pour ma plus grande satisfaction, et si naturellement. Sans y penser. Je me sens bien. Bien dans ma peau, dans ma tête et dans mon cœur. Je ne grignote plus du tout, je me nourris normalement, sans privations, j'en oublie même mon by-pass, je vis tout simplement.

Est-ce là le secret d'une perte de poids ? Celui de tenter d'arriver à oublier certaines contraintes de la vie et de gérer les soucis en comblant avec des calories ? Etre heureuse, aimer et être aimée.

Paisiblement, j'arrive même à accepter mon physique, qui n'est certes pas celui souhaité, rêvé, espéré, mais je sais qu'il plait à l'homme de ma vie. Je lui plais telle que je suis. Il aime mon corps tel qu'il est. Avec mes quelques rondeurs et mes formes de femme comme il aime les nommer tendrement.

Dans ces conditions là, pourquoi encore me focaliser à perdre les derniers dix kilos, je vais continuer à vivre comme je le fais depuis quelques mois. Juste vivre, me laisser aimer par lui, et l'aimer, aimer la vie enfin.

Jean-Paul est tout simplement adorable et je l'admire. Il m'aime comme je suis. Il m'aime d'ailleurs plus que je ne m'aime moi-même… Il connait si bien mes peurs, mes doutes, mes angoisses, mes complexes. Il comprend si bien par quoi je suis passée, par quelles souffrances, et il a maintenant le pouvoir de me les faire oublier, passer outre. J'arrive même à ne me peser que toutes les six semaines, lorsque, toute surprise de flotter légèrement dans un pantalon, je constate un kilo de perdu. Sinon je négligerais complètement de me peser. Il faut le faire…moi qui me pesais plusieurs fois par jour par le passé.

Je ne me prends plus la tête avec mes quelques kilos restant, je ne culpabilise plus si j'ai envie d'une petite douceur, et je ne me tracasse plus à compter les calories d'un repas.

Je vis cette vie tant espérée, une vie de femme normale. Vivre librement dans sa tête, dans son corps. Je vis. Enfin.

Délaisser définitivement cette guerre contre les kilos et les complexes au profit de la paix et la sérénité que symbolise l'amour de Jean-Paul.

Je tiens par ailleurs à remercier mon Jean-Paul pour sa si précieuse collaboration, pour sa plume, son soutien au quotidien, son amour si fort, puissant et intense.

Son aide pour l'élaboration de ce livre a été plus qu'importante. Sans son appui, sa plume, il n'aurait certainement pas vu le jour.

L'opération

Les démarches pour une prise en charge.

La chirurgie de l'obésité est totalement prise en charge par l'assurance maladie. Mais pour bénéficier de cette prise en charge il faut remplir certaines conditions, justifiant l'intervention médicale. A savoir un indice de masse corporelle supérieur à 40 ou un indice de masse corporelle compris entre 35 et 40 avec des pathologies sévères.

Le by-pass s'adresse à toutes personnes âgées de 18 à 65 ans souffrant d'obésité morbide. Cette opération est prévue pour des personnes mangeant beaucoup et souvent, sujettes aux grignotages intempestifs, attirées par les aliments gras et sucrés, qui trouveront avec le by-pass une solution adaptée.

Le by-pass peut aussi être une opération faite suite à des échecs ou des complications d'une gastroplastie par anneau ajustable ou d'autres méthodes. Divers examens seront mis en place par le chirurgien pour déterminer d'éventuelles contre-indications.

La première démarche consiste à vous adresser à votre médecin généraliste, qui après discussion vous dirigera vers un chirurgien qui pratique la chirurgie bariatrique.

Le chirurgien qu'il exerce en clinique privé ou en hôpital public, doit adresser à la caisse d'assurance maladie, une demande d'entente préalable comportant certaines indications. Le poids, la taille, l'IMC, votre état de santé, les comorbidités liées à l'obésité, votre aptitude à suivre un traitement chirurgical. Un historique de tous vos régimes faits par le passé, votre traitement médicamenteux, le tout sur une période d'au moins un an démontrant votre échec.

Egalement tous les résultats des bilans préopératoires multidisciplinaires, diététicien, cardiologue, stomatologue/dentiste, endocrinologue, anesthésiste, pneumologue, gastroentérologue. Cette liste n'est pas exhaustive et peut varier d'un chirurgien à l'autre, d'une région à l'autre.

Si ces conditions sont dûment remplies, la caisse d'assurance maladie devrait donner son accord.

Une fois l'accord obtenu, le chirurgien vous remettra un dossier de consentement éclairé à signer qui vous indiquera les risques opératoires et anesthésiques.

Conservez bien tous vos justificatifs médicaux, ils constitueront une aide précieuse lors de la demande. Même vos souscriptions à des centres d'amincissement ou de remise en forme.

Une fois le dossier complet, il est envoyé à la CPAM dont vous dépendez, qui aura15 jours pour donner son accord ou non. Le passage par le médecin conseil, même s'il ne se fait pas automatiquement, n'est pas rare. En cas de refus, il est possible avec l'aide de votre chirurgien de contester et de faire appel, afin que votre dossier soit révisé.

Dans le secteur privé, il faudra compter avec des dépassements d'honoraires par des chirurgiens exerçant en secteur 2, assez conséquents, alors que dans le service public, ces frais n'existent pas.

Selon le type de couverture complémentaire que vous avez, ces suppléments peuvent être remboursés en totalité ou en partie. Voyez aussi auprès de votre caisse complémentaire s'ils prennent en charge une chambre en première classe où vous pourrez être seule.

L'hospitalisation.

Il n'est pas rare de devoir faire environ 15 jours d'un régime spécial préopératoire afin de réduire la taille du lobe gauche du foie. En effet cela facilitera énormément le travail du chirurgien et permettra d'éviter certaines complications. Ce régime consiste à remplacer la quasi-totalité de vos repas par des yaourts sans matière grasse.

Les femmes doivent arrêter la prise d'œstrogènes au moins 1 mois avant l'intervention afin de réduire le risque opératoire.

Préparation :

Il faut savoir qu'il vous sera demandé de raser votre ventre, torse, pubis. Si ce rasage n'est pas fait lors de l'entrée de l'hôpital, les infirmières se chargeront de la tâche.

Il vous sera également demandé d'enlever le vernis à ongles, les bijoux, le maquillage, les lentilles de contact et les faux ongles.

Votre valise :

N'oubliez pas votre carte vitale, carte de groupe sanguin, et carte d'identité. Emmenez dans votre valise des vêtements dans lesquels vous êtes à l'aise, taille élastiquée, des sous-vêtements, des pyjamas et chemises de nuit confortables et robe de chambre, des chaussettes et des chaussons.

Un brumisateur sera un allié bien sympa pour humidifier la bouche car vous ne pourrez pas boire les jours suivants l'opération. Un sèche-cheveux, des mouchoirs en papier, des boules Quiès, des pastilles rafraichissantes, votre agenda téléphonique, le portable et sa recharge, de la musique et de la lecture pour vous distraire et faire paraitre le temps moins long.

Les médicaments que vous prenez quotidiennement, trousse, serviettes et gants de toilette. Des lingettes corporelles et pour l'hygiène intime.

Egalement des serviettes hygiéniques car souvent l'anesthésie perturbe le cycle menstruel.

Souvent la veille et le jour de l'opération, il vous sera remis un produit désinfectant avec lequel vous devrez vous laver, les cheveux compris.

L'opération :

La veille de l'intervention, le médecin va vous demander de ne plus rien absorber après minuit afin que vous ayez l'estomac vide pour l'opération. Certains chirurgiens prescrivent des bas de contention qui doivent être portés pour descendre au bloc. Vous aurez aussi par la suite des piqûres quotidiennes pour éviter les embolies ainsi que les phlébites, ceci même à votre retour à la maison, durant une dizaine de jours. Vous porterez pour aller au bloc une tunique spéciale (ouverture sur le dos et ne fermant jamais) des chaussons et une charlotte. Ne soyez pas étonné par la température très fraîche qui règne dans le bloc opératoire. La majorité des opérations se fait sous laparoscopie, mais quelques fois les organes n'étant pas atteignables, le chirurgien peut être amené à effectuer une laparotomie.

Les jours post-opératoires :

Après l'intervention par laparoscopie, vous ressentirez peut-être une gêne au niveau de l'épaule gauche principalement. Celle-ci est causée par l'insufflation de gaz carbonique dans l'abdomen afin de créer un espace de travail suffisant au chirurgien. Il est rarement possible de retirer tout le gaz à la fin de l'intervention. La douleur est temporaire est disparait quelques jours après l'intervention.

Habituellement les patients n'ont que de légères douleurs après l'opération, ne nécessitant que des produits analgésiques à faible dose.

La durée du séjour est en moyenne de 6 à 7 jours. Le premier lever se fera déjà dès le lendemain de l'intervention. Selon votre état médical ou l'hôpital vous serez peut-être admis aux services des soins intensifs après votre réveil. Dans un premier temps vous resterez perfusé(e)s et à jeûn. Ils surveilleront essentiellement votre température afin de vérifier qu'il n'y ait pas d'infection, ainsi que la reprise graduelle de vos fonctions digestives.

Puis on vous fera un TOGD, un transit œsogastroduodénal et une radio de la partie supérieure du tube digestif de l'œsophage, de l'estomac et du duodénum. Lors de cet examen il vous sera demandé d'ingérer un produit liquide contrastant à base de baryté, le radiologue suivra ainsi le parcours du produit et pourra déceler d'éventuelles complications. Vous aurez suite à cet examen, durant quelques jours des selles très liquides, le temps que votre organisme ait éliminé le produit. Si l'examen est concluant, vous serez autorisé à boire un peu d'eau ou de la tisane, puis vous serez réalimenté avec du bouillon et des aliments liquides et fluides.

Les complications

Les risques de décès liés à l'opération même, sont faibles, mais pas inexistants.

Les complications les plus courantes sont :

- les fistules : fissures qui peuvent laisser passer des sucs gastriques
- perforation de l'estomac/ des intestins ou fuite provoquant une péritonite ou abcès.
- hémorragie interne
- infection de la plaie
- hernie sur le site des incisions
- la sténose : rétrécissement au niveau des points de cicatrisation internes notamment entre l'estomac et l'intestin.
- l'embolie pulmonaire : caillots de sang qui empêchent la circulation sanguine d'atteindre correctement le poumon.
- œdème dans la poitrine ou œdème pulmonaire

- la phlébite : caillots de sang dans les jambes
- rupture de la ligne d'agrafage
- les infections nosocomiales : diverses infections véhiculées par l'hôpital
- complications cardiovasculaires ou cérébrales

La vie post-opératoire

La reprise progressive de l'alimentation :

L'estomac ayant été malmené et étant en convalescence, la plupart du temps il est demandé au patient de continuer une alimentation liquide ou semi-liquide durant le premier mois. Le second mois étant la phase d'une alimentation mixée et bouillie. Ensuite on peut commencer graduellement à manger des aliments solides, qu'il faudra apprendre à mâcher longuement afin de les réduire en purée afin d'éviter un blocage qui peut être très douloureux ou dangereux au niveau des sutures.

Votre estomac ayant la contenance de la taille d'un pot de yaourt, les quantités doivent être très limitées afin d'éviter toutes tensions et dilatation de l'estomac. Au premier signe de satiété, arrêtez-vous de manger. Mangez de manière plus fractionnée, en rajoutant des collations. Servez vous dans une assiette à dessert, cela aide à se servir moins. Evitez de boire durant les repas. Buvez par petites gorgées, la paille ou les bouteilles à capuchon sport peuvent vous être d'une grande aide.

Les boissons gazeuses sont formellement interdites, rappelez vous qu'à 37°, la température de votre corps, le gaz se dilate beaucoup et tend les parois de l'estomac.

Apprenez surtout à manger moins, mais mieux. Favorisez la qualité à la quantité.

Le suivi

Un mois après votre sortie de l'hôpital, vous aurez une visite post-opératoire à faire chez votre chirurgien. Par la suite, vous le verrez en moyenne tous les 3 mois. Il vous prescrira sûrement régulièrement des analyses sanguines pour voir si vous ne souffrez pas de carences. Il peut aussi vous demander de faire un TOGD afin de vérifier le bon mécanisme de votre appareil digestif.

Surtout n'hésitez pas à faire appel à votre chirurgien en cas de la moindre douleur ou suspicion. La réussite de votre opération et la perte de poids qui s'en suit, dépendent fortement de la régularité de vos visites chez le chirurgien, et du suivi diététique et psychologique.

La vie au quotidien du by-passé

Par le fait d'avoir un estomac de petite taille, votre alimentation se trouve réduite, la satiété arrive rapidement dès les premières bouchées. La majorité des personnes n'éprouve que peu ou pas de faim dans les premiers mois, et très peu d'envies. L'effet de malabsorption permet une bonne perte de poids, un peu moindre s'il a été pratiqué en deuxième intention, c'est-à-dire, suite à une ablation d'anneau gastrique. En cas d'ingestion trop grande de graisses, le by-passé peut souffrir de diarrhées. Si la personne mange des aliments trop riches en sucres, elle risque de souffrir d'un dumping syndrome. C'est un malaise provoqué par l'ingestion d'aliments trop sucrés et de leur passage trop rapide dans l'intestin. La personne va se mettre à transpirer, son rythme cardiaque augmente et elle est prise d'une grande fatigue qui peut aller de plusieurs minutes à quelques heures. Il n'y a alors aucun remède, il faut se reposer et attendre que cela passe. La consommation d'alcool trouve ses effets très fortement décuplés. Faites attention.

En raison de la malabsorption, bien souvent la personne n'arrive pas à récupérer les vitamines qu'il lui faut, et les carences ne sont pas rares. Les chirurgiens étant très bien informés à ce sujet, vous feront faire des analyses nécessaires et vous aurez sûrement des compléments alimentaires à prendre.

Concernant la prise de médicaments, il faut éviter les anti-inflammatoires sous toutes leurs formes. Contrairement aux idées reçues, les médicaments ne voient pas leurs effets diminués malgré la malabsorption. Il faut tout de même faire attention en cas de prise de la pilule contraceptive, surtout si elle est minidosée. Tout vomissement ou diarrhée très forte, peut faire diminuer ou annuler son effet.

Le patient ayant perdu sa masse musculaire durant ses années d'obésité, une activité sportive pourra être reprise dès la cicatrisation et lui sera bénéfique tant sur le plan physique que psychique.

Pour prendre pleinement conscience de votre perte de poids, pensez également à prendre des photos de vous, de face, de profil et de dos, avant l'opération et au fil des mois suivants. Ainsi vous verrez au mieux les changements de votre corps. Souvent vous ne perdrez pas de poids sur le pèse-personne, mais votre corps va mincir. Il serait bien de penser à mesurer le tour de vos cuisses, de votre taille, des hanches, de la poitrine, des bras et des mollets. Tout cela va vous sembler bien fastidieux, mais en fait c'est simple. Car vous allez très vite apprendre à changer complètement vos habitudes alimentaires, apprendre à connaitre les aliments qui vous conviennent et ceux qu'il vous faudra éviter. Mais surtout rappelez vous, qu'il n'existe pas de solution miracle, et que toute opération de gastroplastie demande des efforts à la personne qui en a bénéficié.

La gastroplastie va gérer 50 % de la quantité, à vous de gérer 50 % de la qualité.

Le soutien

Après une chirurgie de l'obésité, vous aurez plus de chance de réussite si vous êtes entourés de personnes qui comprennent vos objectifs et qui vous soutiennent. Aidez vos amis et les membres de vos familles à comprendre votre décision. De nombreuses personnes pensent que la chirurgie bariatrique est un traitement expérimental de l'obésité, alors qu'elle existe depuis plus de 40 ans. Il est très important qu'elles comprennent que l'obésité est une maladie et que les régimes alimentaires ne suffisent pas toujours. Participez à des groupes de soutien et des associations. Entourez vous de personnes partageant votre situation. Il est important que vous sachiez que vous n'êtes pas seul.

Le regard d'un homme

Il est 8 heures, ou 20 heures peu importe, ce que je vois, ce que je regarde est de toute façon identique. Que nous soyons le matin ou le soir, ma vision est idyllique. Je regarde une femme, une belle femme bien que cette expression ne soit pas pragmatique. Une belle femme ? Les critères sont tellement divergents suivant les milieux socioculturels, ou plus profondément les jugements judéo-chrétiens, selon les ethnies. Le corps de la femme ne sera pas apprécié de façon uniforme, selon les mœurs celui-ci sera « beau » ou « insignifiant » par rapport à des préceptes bien établis depuis des millénaires. En Afrique l'on appréciera les grosses fesses, les seins généreux. Au Brésil la femme idéale aura de belles fesses mais de petits seins, et au Maghreb la belle femme sera plutôt enveloppée. Aux Etats-Unis, petits culs (pardon pour l'expression) mais grosses poitrines. Il est donc bien difficile de parler de femme idéale.

Et pourtant…Je suis là, je regarde la femme qui partage ma vie depuis quelques mois, je bois mon café et je suis troublé à la vue, d'un dos sous la nuisette qu'elle porte au saut du lit. Je suis assis, elle prépare le petit-déjeuner et je la regarde. Ce dos est rassurant.

Oui, vous avez bien lu, rassurant, beau. La nuisette à mi-cuisses me permet d'apprécier les jambes de la femme que j'aime. Ses mollets, l'arrière de ses genoux, ses cuisses lorsqu'elle se hisse pour prendre des choses sur l'étagère de la cuisine. Je vis un véritable rêve à la vision de ce corps. Cette femme, vous l'aurez compris, c'est Vivi. MA Viviane ! Elle est belle. Et l'amour que j'ai pour elle, que je vais épouser bientôt, elle qui est aujourd'hui toute ma vie, et cet amour ne suffit pas à expliquer ce qui se passe en moi, ce que je ressens. Ce corps je l'aime, je le trouve beau, j'ai en permanence l'envie de le caresser, de toucher cette peau, d'aimer sa texture, de ressentir sa chaleur, de le humer. Rassurez-vous, je ne vais pas aller plus loin dans la description de ce que je ressens pour le corps de la femme que j'aime.

Ce préambule pour en arriver à l'essentiel. A ce que je veux vous dire. Le corps de Viviane dont je ne peux détacher mon regard de ses jambes, dont je ne peux plus me passer de la générosité de sa poitrine, de ses seins autant sexy que maternels, oui, ce corps n'a pas toujours été représentatif de mon idéal féminin. Il y a quelques années de cela, j'ai été plutôt attiré par les « brindilles » jeunes femmes longilignes, avec si possible une toute petite poitrine, voir pas de seins du tout. Et oui ! Je me suis trompé. Nul ne pourra me jeter la pierre, à cette époque je ne connaissais pas le bonheur de serrer contre moi le corps de Vivi.

Vous connaissez son parcours, sa lutte contre l'obésité, et sa réussite dans son combat contre cette injustice de la vie. Elle est aujourd'hui une belle femme, généreuse et splendide dans l'âme, merveilleuse physiquement, une femme que l'on a plaisir à serrer dans ses bras. Elle a gagné, elle est bien droite dans ses Santiags, mais ce n'est pas une brindille. Ces mots pour vous dire le plaisir, le bonheur d'étreindre une telle femme, de sentir contre soi un corps plein de chaleur et de joie de vivre. Ces mots pour vous dire aussi, à vous qui lisez ces lignes, que les hommes sincères, ne recherchent pas la perfection d'un corps, l'image tronquée de l'idéal féminin si souvent mis en avant dans les défilés de mode, l'homme digne de ce nom est en quête d'une femme, de LA femme, et croyez moi au plus profond de cette recherche du bonheur, le physique n'a pas une importance capitale. Ceci se veut un message d'espoir. Dites vous que vous plairez toujours à quelqu'un.

A Strasbourg dans l'attente d'un rendez-vous, j'ai été amené à flâner dans les rues d'un quartier rupin. En ce sens, que de nombreuses résidences présentaient sur leurs façades des sculptures représentant des scènes familiales, mères/enfants. Ces ouvrages du XVI ou XVIIème siècle ne représentaient pas des mannequins, les femmes y sont représentées…femmes !

Bien loin des défilés de Karl Lagerfeld. Elles ont des hanches, de belles poitrines, juste ce qu'il faut de ventre, bref, elles sont belles ! Elles sont femmes, quel plaisir pour les yeux.

Les témoignages

Denis LIEB conseiller général du Bas-Rhin canton de Sarre-Union 1er adjoint au maire

C'est une lapalissade d'affirmer que l'obésité sera le problème de santé publique numéro 1 au XXIème siècle. Notre mode de vie et notre alimentation contribuent à accentuer le phénomène qu'on croyait être circoncis à l'Amérique du Nord.

Aujourd'hui en France, l'obésité est devenue un problème concret et nous ne pouvons que nous féliciter de l'action de Viviane ROSER.

Viviane a connu l'obésité, cette maladie qui touche autant le physique que le psychique.

Son action fait référence, non seulement parce que son combat est d'actualité mais parce que son combat est authentique et vécu.

Viviane, par son expérience nous envoie un message d'espoir et par son engagement elle témoigne que la fatalité n'existe pas. En même temps, elle met tout le monde face à ses responsabilités : malades, médecins, industriels de l'agro-alimentaire, politiques…

Docteur Michel VIX chirurgien de Strasbourg

L'histoire personnelle de l'auteur est remarquable et pourtant si banale dans le domaine du traitement de l'obésité. C'est pourquoi son témoignage, ou plutôt ses témoignages sont si importants. Les deux ouvrages publiés par Madame Roser Viviane montrent les difficultés rencontrées par les candidats à un traitement chirurgical de l'obésité. Il montre également qu'il n'existe pas de traitement miracle mais qu'il s'agit d'un combat journalier pour aboutir à un résultat à moyen et long terme.

L'accès facile et rapide à la chirurgie, banalise une des étapes de la perte de poids et ne favorise pas une efficacité et un suivi à long terme pourtant si nécessaire.

La réalisation du traitement chirurgical n'est en fait qu'une étape, certes indispensable, dans la prise en charge globale.

La première étape primordiale est une bonne préparation à la chirurgie par la compréhension de la diététique, l'acceptation d'une activité physique adaptée mais soutenue et une évaluation psychologique soigneuse voire un suivi commencé dès la programmation d'une intervention chirurgicale. L'étape chirurgicale doit être bien maîtrisée sur un plan technique afin d'éviter autant que faire se peut les complications immédiates du traitement. L'équipe chirurgicale doit pouvoir proposer une gamme d'interventions adaptées à chaque patient.

Le suivi postopératoire est majeur également afin de permettre une efficacité à long terme du traitement chirurgical et la détection des complications pouvant survenir à distance. Cette surveillance peut être réalisée par le médecin traitant, par l'endocrinologue ou une diététicienne.

Le chirurgien doit revoir le patient au moins une à deux fois par an pour vérifier l'absence de signes de complication et rester disponible en cas de symptômes liés au montage chirurgical.

N'oublions pas cependant que l'intéressé principal, le patient, a un rôle majeur à jouer dans cette stratégie de la perte de poids. C'est lui qui vit au quotidien son combat pour perdre ses kilos tant honnis. Il doit trouver assistance et soutien auprès de l'équipe médicale qui l'accompagne. Il doit être prêt à demander et à accepter ce soutien.

Les forums gérés par des associations de patients ayant ou ayant eu un surpoids, les sites Internet destinés aux patients et expliquant les techniques, les bénéfices et les complications sont autant d'éléments indispensables pour mener à bien la guerre contre l'obésité. Continuons donc à travailler pour améliorer la sécurité et l'efficacité des traitements chirurgicaux, l'information au candidat à cette chirurgie, le suivi de ceux qui sont déjà opérés. Les livres de témoignages sont des éléments précieux et indispensables pour ce travail.

Dr Richard ABITTAN chirurgien de Casablanca

Au Maroc l'obésité morbide devient un grand fléau, 12% de la population. La technique la mieux adaptée compte tenu du coût et de la réversibilité est l'anneau. Nos résultats en termes de perte d'excès de poids et d'indice de satisfaction sont de 80%.

Pour parler de Viviane, je suis ravi de l'avoir connu et de la rencontrer à tous les congrès car elle concrétise à la fois réussite des techniques de chirurgie bariatrique avec celles de leurs complications, la ténacité psychologique vis à vis de la maladie-obésité.

Viviane sans parler nous dit à tous: Maigrir ou Mourir.

Docteur Salomon BENCHETRIT Lyon

L'obésité touche aujourd'hui prés de 10% de la population française, ces taux sont largement dépassés au royaume Uni et bien sur aux états unis.

L'obésité morbide est une maladie grave car elle est responsable de plus de 50.000 morts en France.

Le traitement de l'obésité morbide repose exclusivement sur la chirurgie puisque c'est le seul traitement qui a montré son efficacité pour la prise en charge de ces patients, puisque les traitements nutritionnels donnent prés de 90 % d'échecs.

L'apparition de la gastroplastie par anneau gastrique modulable dans les années 90 en Europe a permis au chirurgien de découvrir l'intérêt de la prise ne charge des patients obèses. Aujourd'hui cette chirurgie est en constante évolution mais les indications sont bien cernées. Et nous disposons de plusieurs types d'intervention à adapter en fonction du type d'obésité et du comportement alimentaire des patients. La chirurgie se divise en deux catégories d'intervention, les interventions restrictives et les interventions malabsorptives. Les interventions restrictives consistent à réduire la taille de l'estomac de manière à provoquer un réflexe de satiété rapide. Ces interventions sont réservées aux patients obèses hyperphagiques c'est à dire qui consomment des aliments en quantité et qui grignotent peu.

L'intervention restrictive la plus connue et la plus médiatisée est représentée par l'anneau gastrique modulable. Elle consiste à mettre en place un petit anneau en silicone autour de la partie haute de l'estomac de manière à réduire son volume et par la même diminué les apports alimentaires. Cette intervention reste la seule qui soit complètement réversible et donne environ 80 % de bons résultats.

Les interventions malabsorptives consistent à d'abord diviser l'estomac en deux parties et ensuite réaliser une suture entre l'intestin grêle et l'estomac de manière à diminuer l'absorption des aliments et ainsi permettre l'amaigrissement. Cette intervention est proposée en deuxième intention en cas d'échecs de l'intervention restrictive ou en cas de troubles alimentaires sévères.

L'intervention n'est normalement pas réversible et beaucoup plus difficile à réaliser et non dénuée de risques. Elle donne environ 90% de bons résultats sur l'amaigrissement.

La prise en charge et le traitement chirurgicale de l'obésité morbide doit se faire après une sélection rigoureuse des patients et dans des centres ayant la maîtrise des différentes techniques ainsi que les équipements nécessaires de manière à adapter aux plus justes la méthode la plus adaptée qui permettra d'obtenir un résultat optimal en terme de perte de poids et de diminuer les risques et les complications post opératoires immédiates et à distance.

Les bons résultats sont aussi conditionnés par le suivi et la bonne compliance des patients. L'obtention d'une perte de poids permettra de ramener les patients obèses aux risques de la population générale et diminuant les facteurs de co-morbidités.

Pr J. MOUIEL chirurgien de Nice
Président de la SOFFCO
Professeur à la faculté de médecine
Membre de l'académie de Chirurgie
Fellow of the American College ef Surgeons
Member of the New York Academy of Science

Il faut être reconnaissant à Viviane Roser de faire partager son vécu : en effet, l'obésité n'est pas une maladie comme les autres : c'est à la fois une atteinte de l'intégrité physique mais plus encore, c'est une grande souffrance subie dans le regard des autres et dans la perte de sa propre estime.

En effet, contrairement à ce qu'imaginent la plupart des médecins et de leurs patients, ce n'est pas un trouble de la volonté conduisant à la culpabilisation, mais une maladie à composante génétique ou constitutionnelle, qui trouve son expression dans un environnement devenu toxique où la déstructuration de l'alimentation et la sédentarité s'additionnent au stress de la vie. Il en résulte que les régimes sont inefficaces et que la seule solution réside dans la chirurgie, mais une chirurgie très particulière qui n'est que l'élément d'un programme multidisciplinaire qui conduit à reconstruire un nouveau style de vie, précisément ce qu'a réalisé Viviane Roser.

Dr Nicolas GOUNOT
Chirurgie plastique esthétique et reconstructrice

Le chirurgien esthétique est un maillon important dans le traitement chirurgical après fort amaigrissement. En relation avec le chirurgien digestif, le médecin endocrinologue ou nutritionniste et éventuellement le psychologue, ils jugeront le moment opportun pour l'intervention ou les interventions de chirurgie réparatrice. Il n'est pas forcément nécessaire d'être en poids stable pour envisager certaines interventions. De nombreuses idées reçues seront réorientées lors de la consultation médicale avec le chirurgien qualifié en chirurgie plastique, esthétique et reconstructrice. Parfois plusieurs interventions pourront être menées en un seul temps, mais seul le chirurgien, avec avis de ses confrères, notamment l'anesthésiste, en jugera la possibilité.

Les thérapeutiques disponibles sont :

-liposuccions ou liposculpture

-dermolipectomie abdominale ou circulaire ou body lift

-dermolipectomie des membres supérieurs ou inférieurs (lifting des bras ou des cuisses)

-cure de ptose des seins ou cure d'hypertrophie des seins

Certaines interventions peuvent être prises en charge par l'assurance maladie après demande d'entente préalable. Le chirurgien doit à l'issue de la consultation vous remettre un devis et un consentement éclairé spécifiant qu'il vous a correctement expliqué l'intervention et ses risques.

Pour ce faire, une feuille d'information émanant le plus souvent de la société française de chirurgie plastique, vous sera remise.

Il est opportun de voir au moins deux fois votre chirurgien avant toute intervention.

Lorsque l'ensemble des règles et des étapes est respecté et que l'indication et l'acte sont réalisés par un confrère qualifié respectant, le taux de satisfaction lié à ces opérations est très élevé.

La chirurgie réparatrice fait partie intégrante du traitement après amaigrissement. Elle permet à nos patients d'envisager physiquement et psychologiquement une vie nouvelle.

Mes amitiés à Viviane

Sandrine M

Je suis née il y a 36 ans. De l'avis général, je suis un beau bébé : 3,900 kg pour 59 cm. Grande, mais fine finalement au vue de ma taille. Rien ne laisse présager que toutes les fées ne se pencheront pas sur mon berceau. Enfant, on me dit grande mais frêle. La famille s'étonne toujours de voir une si légère petite fille.

Je suis alors ce qu'il convient d'appeler un petit être normal. Peut être même trop mince. Rien alors ne me prédispose à être un jour obèse. Un accident de parcours vient mettre fin à ce tableau idyllique. A l'âge de 8 ans je me retrouve, pour des raisons de santé, à devoir suivre un traitement à base de corticoïdes. Le calvaire ne fait que commencer. Je prends du poids, beaucoup de poids. Je suis bouffie à cause de ce traitement. Mais que puis-je faire d'autre que de le prendre pour me soigner ? Le temps passe, mais les douleurs et le mal être ne font que débuter. Les enfants sont impitoyables entre eux et je commence à me prendre en plein visage des mots qui me colleront dorénavant à la peau : vache, baleine, cachalot et j'en passe ! Les adultes ne sont pas en reste. Une institutrice « bienveillante » me fera remarquer, parce qu'en hiver j'avais froid, que je n'étais pas autorisée à me plaindre puisque je devais avoir chaud sous cette graisse ! Ma douleur je la garde dans mon cœur de fillette, mais je souffre alors d'un manque : un manque de reconnaissance. Reconnaître que je suis humaine et non pas un tas de chair et de graisse.

Je me sens abandonnée. Je ne perds pas ce poids. Je m'isole pour me cacher et pour, comme un animal blessé, panser et lécher mes plaies. L'angoisse de la solitude, le vide de ma vie demande à être comblé. Comment faire ? Une solution toute trouvée : la nourriture. Je mange en cachette pour me remplir, pour m'apaiser de l'ignorance et de l'intolérance extérieure. Le temps passe. Je suis enveloppée. On espère qu'à l'adolescence je m'affinerai, mais il est trop tard pour revenir en arrière la bête en moi demande toujours plus. Plus de sucre, plus de graisse. Je continue de manger. Je vis toujours en retrait de la vie. Je ne me souviens plus de mon adolescence. Est ce un signe ? Je ne sais pas. Il ne me reste que quelques bribes dans ma mémoire embuée. Je passe à côté de mon adolescence. Je suis grosse ! A 16 ans un « gentil » docteur se propose de m'aider à perdre du poids grâce à, et je ne le sais pas à l'époque, des amphétamines. Je perds du poids, effectivement, mais je dors très mal. La nuit je vois mon cœur battre au travers de ma chemise de nuit ! J'ai peur mais ne dis rien.

Je veux perdre cette masse qui m'empêche de vivre. Bien entendu je ne pouvais pas continuer sur cette voie là. Il a fallu s'arrêter. Je reprends mes kilos. Des régimes de tous ordres viendront prendre le relais : de groupe, dissocié, gélules d'ananas, ainsi que des médicaments, qui depuis lors ont été retirés du marché pour leurs effets néfastes. Je crois bien les avoir tous avalés. Rien n'y fait. Je perds du poids pour mieux le reprendre, facturée de la TVA, en passant. Le coup de grâce arrive lorsque j'apprends que l'on peut perdre des kilos avec des régimes hyper protéinés, je ne connais pas, je me lance. Je perds 40 kilos en

5 mois. Je suis belle pour mon mariage. Je veux un enfant et de nouveau la vie ne me fait pas ce cadeau. Il me faut un traitement. Mais que de poids pris alors. Je récupère tout mes kilos et bien plus encore, jamais je n'ai été si obèse : 130 kilos !

Après l'accouchement, je reprends le précédent régime mais je commence à m'essouffler, je suis lasse de me battre contre moi-même, contre mon corps qui m'emprisonne. Je veux être mince. Dans la tête, je le suis presque. Le corps ne suit pas. J'ai 30 ans et je commence à me poser la question de savoir si je ne suis pas en train de passer à côté de ma vie de femme. Je ne suis pas une femme, je suis un monstre. Mon bébé me garde en vie. Le temps s'écoule doucement mais les kilos s'envolent vite vers les cimes. Profitant d'un changement de région, je consulte une endocrinologue qui arrive oh miracle ! à me stabiliser dans mon poids mais je ne perds pas. Voyant que je meurs à petit feu, engluée dans cette graisse, elle me propose de réfléchir à la gastroplastie. Me faire opérer pour maigrir ? Je suis sonnée comme le boxeur lors d'un K.O. Pour moi, c'est la révélation que je suis en échec et que jamais je ne saurai maigrir par moi-même ! J'ai très mal ! La vérité n'est alors plus cachée, elle se révèle dans toute sa splendeur : je suis obèse morbide à 163 kilos. Ma fille a 4 ans et il est clair que mon espérance de vie se réduit comme Peau de Chagrin à chaque kilo pris. Je ne me supporte plus et j'ai honte pour ma fille. Une maman comme ça, ce n'est pas une maman. Jamais de piscine, de courses, de balades trop longues, de vacances à la mer. Je ne peux pas, je ne veux pas et je prive par ce fait ma fille.

Mon cheminement se fait doucement dans un premier temps, je prends RDV avec le chirurgien, préconisé par mon endocrinologue, et je me laisse embarquer dans un tourbillon d'examens. Mais psychologiquement je ne suis pas prête. J'arrête toutes mes démarches. Mais l'idée fait son petit bonhomme de chemin et je commence à me renseigner sur Internet. Là sur un site médical je remarque une personne qui s'est fait poser un anneau gastrique et qui explique le bien apporté dans sa vie par une association et son forum

Je vais y jeter un coup d'œil. Je me retrouve alors, face à des dizaines de personnes comme moi, qui étaient à la dérive et qui grâce à une chirurgie bariatrique ont vu leur vie se transformer. Pour moi cette solution n'est plus un échec mais une béquille pour m'aider à avancer encore dans la vie et le plus longtemps possible.

J'apprends alors qu'il existe de nombreuses chirurgies : anneaux gastriques, by-pass, lap band, switch duodénal, sleeve, mason,… Que de termes barbares et inconnus pour moi. Au vu de mes comportements alimentaires compulsifs sucrés je corresponds assez bien aux préconisations du By-Pass. Mais se faire opérer, transformer son système digestif, ne plus être la même, faire le deuil d'une vie normale m'effraie un peu. Je ne parle même pas des angoisses liées à la chirurgie elle-même décrite comme lourde. Je persiste et signe en retournant consulter mon chirurgien… qui ne pratique pas le by-pass. Me voilà revenue à la case départ.

Mais le forum est là, je lance ma dernière bouteille à la mer : SOS qui peut m'opérer ?

Viviane Roser, la présidente de l'association l'Est-O-Mac me répond et me dirige vers une association locale pour me donner les coordonnées d'un chirurgien. L'espoir renaît. J'obtiens un rendez-vous avec ce nouveau praticien qui me confirme que le by-pass correspond bien à ma pathologie. Car oui je suis malade de l'obésité. Il me faudra attendre encore 6 mois avant de voir l'issue de ce calvaire. Des soucis de santé m'obligent à reporter l'opération, à attendre, à encore reporter puis c'est la délivrance le 13 juillet 2006 au matin. Je suis née une seconde fois ce jour là. Je vous dois tant Docteur G.B.

Le lendemain je me levais déjà et 48 heures plus tard je déambulais dans les couloirs de la clinique. Opérée le jeudi, je sortais le lundi. Je pouvais déjà m'alimenter correctement. Tout n'est pas simple, il faut y aller doucement, progressivement, le temps que tout se cicatrise.

Il faut manger mixé, reconnaître les nouveaux signes de son organisme. Il faut se réapproprier son corps, pour mieux le faire disparaître ensuite. Tout au long de ce parcours, une personne a toujours répondu présente. Viviane m'a soutenue, encouragée, consolée, fait rire et parfois reboostée pour mieux redémarrer. Ce fut ma bonne fée Viviane.

Me prenant par les épaules afin que j'oublie mes angoisses, me téléphonant pour prendre des nouvelles alors qu'elle était en vacances, envoyant des messages de tendresse et de douceur pour me remonter le moral. Jamais je n'oublierai, jamais je ne pourrai lui rendre tout ce qu'elle m'a donné, sans rien attendre en retour. J'ai toujours une image qui me vient à l'esprit quand on me parle de Viviane Roser : J'étais dans un long couloir noir, celui de la mort imminente, et au bout, j'ai vu de la lumière, une lumière vive mais accueillante qui m'attendait, cette lumière c'était Viviane. Elle m'a accompagnée non pas jusqu'à la Mort mais jusqu'à la Vie.

Aujourd'hui je suis opérée depuis 6 mois, je vais bien, même très bien. Je revis, j'ai perdu 42 kilos et j'ai de nouveau le goût de vivre. Je sais que mon parcours n'en est qu'à sa moitié, mais que d'espoirs et de rêves à venir. Je sais pour la première fois de ma vie que j'ai fait le bon choix, celui de maigrir durablement. Ma vie ne fait que commencer. Aussi incroyable que cela puisse paraître à une personne mince, je suis étonnée par moi même : cela fait 6 mois que je n'ai pas grossi.

Je me suis remise à la recherche d'un emploi, j'ai de nouveau envie de me battre, de lutter pour ce que je veux. Envie de faire ma vie et non pas la refaire, puisque jamais je ne referais ce qui est passé, mon obésité restera dans mon histoire et je ne cherche pas à la cacher. Elle fait partie de moi. Je peux dire aussi que cette épreuve, car s'en est une, a construit la femme que je suis devenue. Elle m'a ouverte aux autres, je suis beaucoup plus tolérante et humaine que si je n'avais pas vécu cet épisode sombre.

J'ai aujourd'hui le but d'être enfin heureuse par moi-même, de ne plus vivre par procuration la vie des autres parce que je n'étais plus capable de vivre la mienne. L'ai-je seulement su un jour ?

Aujourd'hui avec l'aide de ma famille et d'amis précieux (Addes toujours là pour me rebooster quand je perds pieds et qui chasse mes peurs, Breizh qui a changé ma façon de voir la vie, qui m'a soutenu et secoué quand il le fallait, qui donne sans demander) je suis poussée en avant … cette fois oui j'ai enfin trouvé de vrais amis qui m'aident à avancer et plus des pseudo-amitiés qui ne vivaient à mes côtés qu'avec « le bonheur » de se mettre en valeur à côté du vilain petit canard. Le forum m'a permis de rencontrer aussi des personnes en or : Nanou, ma sœur de cœur, Sandy au parcours exceptionnel qui m'a permis d'y croire et de me projeter dans l'avenir, B., ma compagne de route, au parler digne de francs-tireurs. Et toutes les autres personnes qui à un moment ou un autre ont donné de leur temps pour répondre à mes angoisses et que j'apprécie énormément. J'ai de nouveau des projets, des envies et des rêves.

Rêves que toutes les femmes ont, ceux de plaire et être admirées, aimées non plus dédaignées. Rêve et espoir de redevenir un être à part entière dans une société où je n'avais plus ma place. Rêve, de ne plus être observée du coin de l'œil, car je suis hors norme. Rêve de mordre la vie à pleines dents et d'apporter enfin un peu de paix et de sérénité à ma famille. Envie de m'habiller avec autre chose que des sacs difformes. Envie de porter des talons hauts sans les exploser. Envie de nager en toute liberté dans être scrutée. Envie … de VIVRE tout simplement.

Une volonté aussi m'habite : aider les gens dans le même désarroi que moi. Essayer de renvoyer la balle. Dans l'espoir que d'autres l'attraperont au bond et la relanceront à d'autres encore. Tendre une main comme celle que j'ai réussie à attraper juste avant de sombrer dans le néant. Par mon récit j'ai voulu montrer que l'obésité est une tare dans nos sociétés. Elle nous éloigne des vivants et nous rapproche de la mort à chaque instant. Elle nous tue moralement, physiquement, socialement. Mais au milieu de ce tableau bien sombre se dresse parfois des anges venus d'on ne sait où pour nous sauver : ils se nomment chirurgiens et Viviane Roser…

Xaviéra

Voilà, depuis plusieurs années que je traîne ces kilos avec moi, je ne me supporte plus, je pèse 127 kg et je n'ai que 32 ans !

J'en ai marre, marre de ne plus trouver d'habits à ma taille, marre du regard des autres, ou alors des « t'es bien mais si tu perdais tu serais mieux» ça veut tout dire !

Il y a même des jours où il m'arrive de ne pas sortir et où la nourriture est mon amie. Alors j'ai pris la décision de me faire mettre un anneau gastrique. J'ai vraiment eu le déclic quand une amie à moi s'est fait faire la «méthode masson», et quand j'ai connu le forum de Viviane, je n'ai pas hésité.

J'ai vu surtout le témoignage de Viviane dans lequel on se retrouve, alors quand on voit son parcours et ces 80 kilos en moins on ne peut que l'envier.

Pour moi Viviane c'est le seul exemple de la gastroplastie, c'est elle qui nous donne ce déclic, cette force, cette envie de maigrir, et on y croit.

Donc moi après plusieurs examens, j'ai pu me faire opérer le 24 aout 2005, jour de mes 33 ans. C'est vrai que l'on stresse avant de partir au bloc, on essaie de s'imaginer l'après avec que du positif. Dans l'ensemble tout s'est bien passé, et à ce jour j'en suis à moins 40 kilos.

Evidemment c'est une toute autre vie, mais quand on voit ces kilos qui nous ont fait tant souffrir, partir petit à petit, on ne peut qu'être heureux.

Moi à ce jour je ne regrette rien, je souhaite et j'espère arriver à mon but, c'est à dire peser 75kg pour moi c'est le rêve que je fais souvent et qui je le souhaite se réalisera.

Je veux juste te dire merci Viviane, d'être pour moi l'exemple d'une gastroplastie réussie, même si cela n'a pas été toujours rose pour toi. Merci d'être là quand on a besoin de toi, merci pour ton soutien. Mille bisous à toi

Cathy (Luciole)

Une bête immonde ! Qui ou quoi peut-on nommer comme ça ? Cet amas de graisse. Ce corps qui ne ressemble à rien, ni à un homme, ni à une femme. Cette dépendance à la nourriture qui transforme chaque envie réprimée en une frustration immense. Le souffle coupé au moindre effort, le dos brisé par le poids. Seulement le dos ? Non c'est mon « moi » qui est brisé !

Que suis-je au regard des autres ? Une bête de foire, une personne à la vue de laquelle on éprouve un profond dégoût, un dégoût tel qu'on se demande si l'on a encore une place à tenir dans cette société ? La bête immonde, est-ce moi ? Non pas moi !

Mais cette maladie qui me hante depuis ma plus tendre enfance, l'obésité ? Oui une maladie, contre laquelle je lutte, contre laquelle de temps à autres je gagne une bataille et en perds aussi. Oui une maladie.

Pensez-vous une seconde que l'on voudrait vivre avec autant de souffrance de son plein gré ? Puis une lueur, la chirurgie bariatrique, le miracle !

Le miracle j'y ai cru, un instant, en bénéficiant d'un anneau gastrique. Mais c'était sans compter sur la résistance de la bête. Très vite j'ai ouvert les yeux sur ce qui était toujours encore une lutte, et une mise à l'épreuve de ma volonté.

Malgré mon anneau, la bête a reprit le dessus et encore une fois je me retrouve avec l'image que me renvoient les gens que je croise, cette image de personne faible, lâche, sans volonté.

Aujourd'hui, je sais ! Je sais que je dois utiliser la chirurgie comme une arme, et que malgré elle, je dois trouver en moi la volonté, la bonne stratégie pour lutter. Il me faut aussi panser mes plaies intérieures. C'est à ce prix que je pourrais sans doute gagner cette guerre ; j'ai perdu la bataille de l'anneau, là où bien d'autres ont réussis.

Aujourd'hui, je ne baisse plus les bras, je cherche une nouvelle arme. Peut-être le by-pass, peut-être la sleeve.

Mais forte de mon expérience, je sais que jamais rien dans cette lutte n'est acquit. Qu'obèse je suis et qu'obèse je resterai, même si un jour peut-être je n'en aurais plus l'apparence. Je devrais rester sur mes gardes, car la bête reste tapie dans l'ombre, toujours à l'affût.

Merci Viviane, car grâce à toi je ne suis plus seule, ainsi que beaucoup d'autres qui ont fait ta connaissance. Maintenant nous serrons les rangs ensemble face à ce mal dévastateur qu'est l'obésité.

Mais plus que tout j'ai gagné en toi une amie sincère et précieuse, un soutien infaillible.

Combien de vie illumines-tu par ta présence ? Oui, merci !

Sandy

J'ai 36 ans et j'ai été opéré d'un by-pass le 16 juin 2005. J'ai toujours connu des problèmes de poids. J 'ai été un bébé dodu, une enfant ronde, une ado grosse et pour finir, une femme obèse. Il y a tout de même eu des périodes, courtes, ou j'étais mince car à partir de l'âge de onze ans, j'ai erré de régime en plan alimentaire de toutes sortes. Bien sur les kilos partaient relativement vite mais comme aucun suivi réel n'était mis en place, ils revenaient encore plus rapidement avec, évidemment, un petit bonus .Quand on fait l'addition, on peut voir que la perte totale, entre 11ans et l'opération, avoisine les 120 kg. Après avoir eu trois beaux enfants, j'ai pris la plus grande décision de ma vie : m'occuper de moi. Mon parcours a donc commencé par l'arrêt du tabac, que j'ai réussi avec succès, mais avec un nombre de kilos supplémentaires dont j'ignore la quantité puisque la balance était devenue ma meilleure ennemie et qu'elle me tenait loin d'elle. Je crois d'ailleurs qu'à ce moment là, je m'en moquais complètement. J'étais dans un processus qui me faisait descendre lentement au fond du gouffre des kilos superflus. Un jour j'étais déprimée, je me disais : tu t'es vue ? Tu ne ressembles à rien et puis ce n'est pas prés de changer. (Je me consolais alors devant un repas pantagruélique, bien que je sortais de table). Le lendemain, après une nuit sans sommeil, je me levais en me disant : maintenant, tu vas changer, tu vas faire un nouveau régime et tout va rentrer dans l'ordre. Bien sur, ma bonne résolution tenait parfois jusqu'au repas de midi où je me jetais sur la charcuterie et sur tout ce qu'il y avait de plus gras sur la table. C'est l'époque où je ne me regardais plus dans aucun miroir. Je ne sortais que très rarement de chez moi et quand je le faisais je longeais les murs, ne faisais pas de bruit pour qu'on ne me voit pas. Je m'habillais en noir de la tête aux pieds pour passer inaperçue. J'étais agressive avec tout le monde, mari, parents, amis etc… Mais tout cela, je ne peux le dire que maintenant car à cette période, je ne m'en apercevais même pas. Ce qui est certain c'est que j'étais mal dans ma peau, dans ce corps que je ne reconnaissais pas comme le mien. Mon cerveau passait son temps à essayer de me faire croire que tout allait parfaitement bien et mon corps à me dire que tout allait mal. Et moi, tiraillée entre ces deux sentiments, je devenais folle !

Dans les périodes où je souhaitais que ça change je me suis mise à regarder et lire chaque info que je trouvais concernant l'anneau gastrique. Malheureusement, il n'existe que très peu d'informations sur le sujet dans le commerce et la télévision ne s'attarde que très peu sur les conséquences. Je savais donc tout sur les opérations mais n'avais aucune idée sur les effets réels et les contraintes de la gastroplastie.

Un beau jour, je me décidais enfin à pousser la porte de mon généraliste pour lui parler de mon envie de faire quelque chose ; Je venais de prendre ma décision, j'allais me faire poser un anneau. Le médecin approuva tout de suite mon idée et me recommanda par une lettre auprès d'un chirurgien qui allait devenir l'architecte de ma nouvelle vie. Je rencontrais donc ce dernier le 9 août 2004. Je lui explique en quelques mots mes motivations (je pesais alors 152 kg et avait donc un imc de plus de 57) et mon désir d'anneau et là, il me dit : - je ne vous opérerais pas tout de suite, il faut tout d'abord que vous me montriez que vous pouvez suivre un plan alimentaire et que vous pouvez changer de comportement.

Si aujourd'hui j'ai compris qu'il avait raison, ce jour là je suis repartie très déçue. A ce sujet j'aimerais dire que j'aurais aimé que l'homme prenne un peu plus la place sur l'attitude froide et distante du docteur pour avoir un peu plus d'humanité.

Je rentrais donc à la maison avec aucune certitude et dans mon sac un protocole à suivre. Je devais mettre en place un suivi avec une nutritionniste, rencontrer un psychiatre, passer une fibroscopie, une radio des hanches jusqu'aux pieds et faire faire une analyse de sang dont la liste emplissait toute une page. Après et seulement après je pouvais revenir voir le chirurgien. Le 5 janvier 2005 je revenais le voir avec en poche l'accord du psy, le résultat de la fibro, de la prise de sang, le rapport positif de la nutritionniste, et surtout, environ 10kg en moins. Fière de moi, je pensais obtenir ce jour une date pour mon intervention. Et c'est alors que j'ai eu une nouvelle déception. Après m'avoir félicité pour ma perte de poids (l'homme commençait à se dérider un peu) il m'annonce sans détour que je dois avoir un suivi d'un an sans quoi la sécurité sociale ne prendra pas en charge le séjour et l'opération. De plus, il me propose le by-pass au lieu de l'anneau car il pense que c'est mieux dans mon cas. Je repars chez moi avec un doute terrible et une nouvelle décision à prendre avant le 15 mai date de mon prochain rendez-vous.

C'est à cette période que j'ai fait connaissance avec le forum. Et je dois bien dire que sans ce dernier, je n'aurais peut être pas réussi à ma décider pour le by-pass. En effet, mon généraliste et ma nutritionniste semblaient avoir peu d'infos sur le sujet et mes proches, terrorisés souhaitaient que je ne le fasse pas. J'aurais aimé que mon chirurgien ait eu plus d'informations à me donner pour que je puisse plus facilement comprendre et expliquer à ma famille. C'est donc grâce au forum que je me décidais pour le by-pass. Le 15 mai que je réussissais à convaincre mon chirurgien de m'opérer en juin bien que cela ne fasse pas tout à fait un an de suivi. La date du 16 juin fut donc fixée pour le premier jour de ma nouvelle vie. Je pesais alors 132 kg et avait un imc de 51. L'opération s'est très bien passée et a durée environ 3 heures. J'ai été hospitalisée 9 jours dans des conditions optimales pour moi. Le chirurgien très attentif me rendait visite régulièrement et était à l'écoute. Toutefois, je lui reproche quand même de ne pas m'avoir donné un menu à suivre en attendant de pouvoir revoir ma nutritionniste. Le fait de savoir parfaitement comment équilibrer mes repas ne me permettait pas de connaître l'alimentation à suivre après une telle opération. C'est donc à l'intuition et à l'aide du forum que j'ai étudié mes premiers menus en rentrant a la maison. C'est en piochant dans la mine inépuisable du forum que j'ai pu établir un plan alimentaire convenant à mes goûts, mes habitudes et incluant les éléments essentiels d'une bonne alimentation. J'ai rencontré dans ce monde virtuel des gens formidables qui m'ont aidée, sans le savoir, à atteindre le but que je m'étais fixée. Je ne renie pas le suivi imposé par mon chirurgien (psychologue, nutritionniste et visite régulière chez le chirurgien) car, je le crie haut et fort, c'est essentiel à la réussite d'une telle aventure. Voila comment, le 14 juin 2006 lors de ma visite de contrôle après un an, je pesais 65kg. L'objectif tant convoité était enfin atteint.

J'ai aujourd'hui une alimentation normale avec des quantités de très loin inférieures à celles d'avant l'opération. J'ai réglé beaucoup de mes problèmes psychologiques, ce qui fait que je n'ai plus, ou presque plus de soucis de grignotage. Je dis bien «presque plus», car je pense qu'on ne guérit jamais complètement de ses mauvaises habitudes. Je garde un suivi médical que je juge indispensable. Tout pour être heureuse me direz-vous. Oui mais, parce qu'il y a toujours un mais, mon corps avait beaucoup souffert de cet amaigrissement et je me retrouvais donc avec une enveloppe trop grande. La peau semblait s'être réfugiée à quelques endroits bien distincts et ma poitrine s'est vidée de toute matière. Le tout pendait lamentablement et m'empêchait toujours de pouvoir me regarder dans un miroir plus loin que le haut de mes épaules .Est ce que tous ces efforts auraient été vains ? Devrais-je, à tout jamais, me cacher derrière un air heureux et être malheureuse à l'intérieur ?

Autant de questions m'ont conduite dans le cabinet d'un chirurgien réparateur. Me voilà donc, le 20 novembre 2006 sur la table d'opération. Après une intervention de 5h environ, et une cicatrice contournant mon corps entièrement, j'ai retrouvé un ventre plat et des fesses lisses qui ne retombent plus. Une autre visite dans la clinique de mon chirurgien devrait me permettre de retrouver ma poitrine et d'enlever le sac de peau que j'ai sous chaque bras. A ce jour, je ne dirais pas que je nage dans le bonheur parce que ca serait dresser un tableau idyllique d'une intervention de gastroplastie, alors qu'elle nécessite de nombreux efforts pour réussir. Mais je peux dire que je me sens bien dans ma tête et dans mon corps. Je me sens bien dans ma vie aussi. Et j'ai trouvé via le forum une famille qui m'aide au quotidien.

Merci à toi Viviane, c'est un peu grâce à toi tout ça.

Evelyne V.

Mi décembre 2005. Je râle et peste contre tous ces kilos qui m'envahissent, qui font du tort à mes pauvres genoux fatigués, à mes hanches plus assez larges pour supporter tout ce poids, à mes talons qui souffrent à chaque pas. Je râle, seule au milieu du salon. Ma belle-fille entre et me demande si ça va. Je lâche une partie du venin qui s'est glissé en moi. Elle me répond :

Maman était comme toi avant. Toute à ma surprise, un « hein ?» d'incompréhension s'échappe de ma bouche. Ma belle-fille continue. Oui, elle porte un anneau depuis pas mal de temps maintenant, mais avant elle était comme toi. C'est précisément à cet instant qu'une terrible bouffée d'espoir m'a traversée. Sa maman est toute mince, très jolie, très féminine. Et si ça pouvait m'arriver à moi aussi ! 30 ans avant ce jour, j'étais loin de ces problèmes de poids. Si loin ! …

J'avais 16 ans, j'étais une jolie jeune fille mince. Je faisais de la danse et je m'épanouissais harmonieusement dans cet art. Mais ma poitrine aussi s'épanouissait ! Car dans ma famille, les femmes sont bien loties. C'est mon professeur de danse qui le voyait d'un œil différent. « Au secours ! L'une de mes danseuses à trop de poitrine, quelle horreur ! Allez zou ! On va mettre ce petit monde au régime ». C'est ainsi que j'ai fait connaissance avec mon premier régime. Oh ce n'était qu'un régime homéopathique, pas de quoi faire du mal ! Au corps non, effectivement, à l'esprit, si. En 3 mois, j'avais bien perdu 5 kilos mais ma poitrine était toujours aussi belle, au grand damne de mon professeur… et au mien, qui ne voyait pas arriver les conséquences.

Très rapidement les plus beaux rôles féminins m'ont été retirés, fini les tutus parme ou rouge, longs ou courts, les collants assortis, le chignon bien tiré, le diadème brillant de strass, l'allure fière, le rythme insolent et la grâce sylphide. Fini les spectacles avec mon nom de scène à l'affiche. Eve Allyson, ça sonnait bien, j'adorais. Un pan de ma vie s'est écroulé doucement, sans faire de bruit, sans même que j'en ai réellement pris conscience. Trop fâchée et trop orgueilleuse pour réagir. Le temps m'a rattrapée, j'ai tout abandonné, je me suis fiancée, j'ai travaillé, puis je me suis mariée. Je suis passée de la tutelle de papa maman à celle de mon mari. Juste après le mariage, j'ai coupé mes longs cheveux. J'aurais, parait-il sacrifié ma féminité à travers ce geste symbolique. Et j'ai commencé, à 21 ans à prendre du poids. Un peu. A 25 ans, ma première grossesse m'a offert un magnifique garçon, mon seigneur Adrien… et quelques kilos en plus. Je travaillais toujours, j'étais gourmande, je ne faisais pas de sport. J'ai encore grossi.

A 30 ans, je pesais 84 kilos et mon mari, dans un défi ironique me lance « si tu attends de perdre du poids pour qu'on fasse le deuxième enfant, on va attendre longtemps ! ». Encore piquée d'orgueil et de défi, j'ai répondu « Viens alors ! On va le faire tout de suite ! » Et c'est ainsi que 9 mois plus tard est née ma merveilleuse fille, ma fée Morgane. De cette deuxième grossesse j'ai gardé tous les kilos de trop : + 22. Ouille ! Terreur sur mon pèse-personne : 106 kilos !

Plus rien ne m'allait, je m'en voulais, j'en voulais à la terre entière. Petit à petit je suis devenue amère et désagréable. Exigeante et pénible. Particulièrement injuste. Mais le savais-je seulement ?

J'ai traîné ces kilos pendant presque un an jusqu'au jour où… C'était en juin 1991, ma fille venait de fêter sa première année et je lui donnais à manger. La cuillerée de nourriture n'arrivant pas assez vite, elle a ouvert la bouche si grande, dans un tremblement d'envie irraisonnée, comme un petit oisillon qui attends fébrilement sa nourriture, c'était si intense que j'ai eu un éclair de lucidité une fraction de seconde. Et si j'étais en train de lui transmettre inconsciemment une mauvaise éducation alimentaire ? Si tous ces problèmes de poids dont je souffrais en silence, j'étais en train de les lui donner à elle aussi ? Léger regard sur mon passé et celui de mes proches : ma grand-mère luttait contre le poids, avec efficacité mais continuellement. Ma mère avait toujours été grosse, après son mariage. Ma sœur était grosse aussi, et moi aussi, et ma fille… Non alors ! Ca doit s'arrêter là, c'est décidé !

Ont suivi cinq années de psychothérapie auprès d'une psychiatre qui m'a beaucoup laissée parler.

Premier rendez-vous : La psychiatre - « Pourquoi venez-vous me voir ? » Moi - « Je veux maigrir »

Et ensemble, nous avons fait le tour de toute ma vie. Je me suis reconstruite presque entièrement. J'ai découvert que j'avais une personnalité entière, indépendante de celle de mes parents, de mon mari, de mes enfants, de la société entière, et que j'avais le droit et le devoir de respecter cette personnalité. Certes, à cette époque, d'autres événements sont venus bousculer mes habitudes. Sans m'en rendre compte, de rencontres en déboires, de joies en déceptions, mon poids était revenu à 86 kilos. Même avec du recul, j'ai été incapable de savoir comment ils sont partis, je le suis toujours aujourd'hui. J'ai refait ma vie et j'ai continué ma psychothérapie seule, sans le savoir, car chaque jour m'apportait son lot de questionnements.

En 1998, j'avais d'autres priorités. Nouvel amour, nouvelle maison, nouveau pays, nouvelle vie, nouveau poids. J'oscillais avec joie entre 78 et 81 kilos. Je me sentais bien dans ma peau. Mais il me manquait encore quelque chose ! Ne serais-je jamais satisfaite un jour ? Ma famille me manquait, elle vivait en France, moi en Belgique. Le soleil me manquait, j'avais envie du Sud, et j'avais trop de pluie. Ma chance, ma très grande chance, fût d'avoir mon compagnon à mes côtés. En 2001, j'avais repris du poids et je m'éteignais petit à petit, sous la pluie. Où était la lumière ? Au secours ! J'ai besoin d'aide ! Le 15 mai 2001, c'est décidé. Je pars au soleil.

La décision s'est prise au moment où j'ai réalisé que si je ne le faisais pas maintenant, je le regretterai amèrement. Il m'avait suffit de me projeter un an plus tard… sous la pluie, ou sous le soleil. A moi de choisir. Ce mode de choix allait déterminer mes futurs choix, bien plus tard, ceux qui allaient souvent me sauver.

Mon compagnon m'a aidée en m'offrant le plus beau cadeau d'amour. Il m'a laissée partir alors qu'il ne pouvait pas me suivre, en me disant, je te rejoindrai dès que je le pourrai. Et je suis partie fin mai, avec mes bagages dans une petite voiture vieille et poussive, mais vaillante. Ma sœur m'attendait, perplexe quant à mon avenir. Elle m'a accueillie dans ses 30 m² au bord de l'eau, à La Ciotat. Et j'ai de nouveau tout reconstruit. Mes enfants m'ont très vite rejoint pour continuer leur vie avec moi, mon ex-mari, mon compagnon, ma sœur et mes parents me soutenaient, de loin et du mieux qu'ils pouvaient. Et j'ai tout reconstruit, avec des kilos dus au stress, au combat quotidien, à cette reconstruction qui fait peur et qui fait mal mais qui, pourtant, apporte tant de joies dans la victoire finale !

Mi décembre 2005. Nous allons tous bien. Mon compagnon m'a rejoint depuis juillet 2002, mes enfants sont heureux d'être ici, nous avons construit notre maison près de Marseille, nous vivons au soleil, et je suis au milieu du salon, seule, à râler contre ces kilos que j'ai accumulés lentement sans même m'en rendre compte, j'en ai trop, beaucoup trop ! Je n'ai vraiment plus la force ni le courage de faire un régime. Il faudrait au moins deux ans de combat pour en venir à bout et autant de temps, sinon plus, pour stabiliser. Ensuite je devrais faire attention à vie. C'est vraiment au dessus de mes forces et je le sais.

Un anneau ? Seulement un anneau autour de l'estomac ? Mais cet espoir est fabuleux ! Pendant 3 semaines, je plane et me redessine plus tard, mince et heureuse, avec un anneau. Mais c'était sans compter sur mon inconscient qui est très fort à ce petit jeu là. Il s'est acharné à cacher cet espoir au plus profond de moi, pendant plus d'une année.

Une année plus tard, je fiche un coup de pied à mon inconscient et pose la question à mon médecin traitant. Il me glisse dans la conversation le nom d'un bon chirurgien qui pratique cette intervention. Lorsque je sors du cabinet de mon médecin, mon inconscient se jette sur moi et planque au plus profond de moi le nom de ce chirurgien. Pourtant comment l'oublier ?

Début mai 2007. Ce matin je n'ai rien à me mettre, j'enfile une robe que je sais légèrement trop petite et ma poitrine fait exploser les boutons. Je n'ai pas d'autre choix. J'arrive au bureau en larmes et je crie ma détresse aux copines qui s'inquiètent. Le lendemain matin, après une nuit difficile, au moment précis où j'allais ouvrir la porte de ma voiture pour partir travailler, un choix crucial me venait à l'esprit avec la lucidité de l'éclair.

« Evelyne, si tu ne le fais pas aujourd'hui, comment seras-tu dans un an ? L'accepteras-tu ? Ne risques tu pas de le regretter amèrement ? » Si, je le regretterai et je ne pourrais pas me le pardonner. Arrivée au bureau, j'ai fouillé Internet pour trouver le téléphone de ce chirurgien du bonheur (c'est ainsi qu'il défini lui-même sa spécialisation).J'ai eu un premier rendez-vous le 11 mai 2007.

Portée par mon élan, et cette fois-ci en accord avec mon inconscient que je tenais à bonne distance, j'ai parcouru avec enthousiasme (mon nouveau partenaire) les 5 étapes du parcours initiatique vers la pose de l'anneau. J'ai ainsi rencontré un pneumologue, un cardiologue, un gastro-entérologue, une endocrinologue et un psychologue. Au terme de ce parcours et avec l'accord de Dame Sécurité Sociale, j'ai été opérée le 27 juillet 2007.

Depuis ce jour, je maigris doucement, au rythme que j'ai décidé, sans me faire violence aucune, en tentant de mon mieux de protéger mon capital santé et mon précieux anneau. J'ai été opérée en même temps qu'une jeune fille tout à fait adorable. Nous sommes sœurs d'anneau comme nous aimons à le dire.

Elle m'a ouvert la porte à une nouvelle connaissance en m'invitant à me rendre sur le forum dont Viviane est administratrice.

J'y ai glané au fil de mes visites un nombre impressionnant d'informations utiles mais surtout, j'y ai rencontré une solidarité et une amitié construite autour d'un combat commun. Viviane, si autrefois je me sentais seule, aujourd'hui, grâce à toi, je me sens entourée et soutenue. A 46 ans, l'espoir m'a été rendu qu'un jour je puisse de nouveau me regarder dans une glace et me plaire.

L'espoir de pouvoir de nouveau mouvoir mon corps dans la même harmonie que lorsque j'étais danseuse et que je pouvais occuper l'espace avec bonheur. Cet espace qui n'est réservé qu'à moi et que j'avais trop longtemps laissé aux autres.

Cécile Thyse-Tepszich
Mélen (Soumagne) - Province de Liège (Belgique)

Je suis née en avril 1957 à Liège (Belgique). De mon enfance heureuse, je n'ai conservé que de bons souvenirs. Jusqu'à l'âge de 20 ans, j'étais plutôt finette. Je mesurais depuis l'âge de 12 ans 1,72 mètre et j'avoisinais les 60 kilos. Je me suis mariée à l'âge de presque 21 ans et je pesais 65 kilos. Très rapidement, les résultats d'une grossesse se sont manifestés. En effet, durant cette période, j'ai pris 35 kilos. A l'accouchement en août 1978, Véronique qui avait 3 kilos 950 grammes a pointé le bout de son joli minois. Par contre, je gardais quelques kilos des excès de cette grossesse. Durant les premiers mois, j'avais passé des examens en médecine nucléaire où l'on avait décelé une hernie hiatale. Il ne fallait rien faire car elle était bénigne. Je ne devais me tracasser que si j'avais des douleurs à l'estomac ou si certains problèmes anormaux se manifestaient. A cette époque, je travaillais au service comptabilité d'une Brasserie. Depuis des années, je rêvais de rentrer soit à l'armée, soit dans les forces de l'ordre. Un appel public venait de paraître où la ville de Liège effectuait des examens afin de constituer une réserve de recrutement pour des policiers. J'ai postulé, et ma candidature a été retenue. Au fil du temps, j'ai été convoquée pour les examens écrits dans un premier temps. Ensuite venait la sélection médicale. Il ne me restait plus qu'à attendre d'être appelée à intégrer le Centre d'Instruction pour y effectuer ma formation complète. A cette époque, je pesais 90 kilos.

L'instruction durait quatre mois pendant lesquels tous les matins, des commissaires de police, des professeurs, des avocats, nous enseignaient les cours théoriques nécessaires à notre fonction. Toutes les après-midi étaient consacrées au sport. Je n'étais pas une grande sportive jusqu'à ce moment. Mais cela me plaisait et j'étais très motivée. Je rentrais éreintée après le sport, mais je voyais mon corps se transformer. La graisse devenait muscle et les kilos en trop disparaissaient petit à petit. Après ces quatre mois d'instruction, mon poids était descendu à 75 kilos. En juillet, après les examens écrits, oraux suivis des sportifs, j'étais une des rares filles à réussir mes examens sportifs du premier coup. Le parcours du combattant commençait avec les horaires à ne pas en sortir. Avec de telles prestations, nous étions amenés à manger à toutes heures du jour et de la nuit et jamais à heure fixe. L'organisme ne suit pas cet horaire et ses décalages. Je commence à avoir des problèmes de santé. Je ne digère plus, je reprends du poids. Je remonte rapidement aux 90 kilos du départ. J'entreprends de faire régime. J'en fais pendant des années, de toutes les sortes, régime dissocié, diététicien, nutritionniste, mesure des calories absorbées sur une journée, coupes faims, pilules soit disant miraculeuses et même des comprimés prescrits par des médecins. En réalité en creusant un peu et en discutant avec le pharmacien, ces derniers comprimés sont composés d'amphétamines, et de produits interdits. D'ailleurs dans la région plusieurs personnes ayant consommé ces comprimés ont eu de sérieux problèmes cardiaques, il y a même eu des décès. Un médecin a même été condamné.

A chaque régime, je perdais de nombreux kilos; mais dès que je cessais, les kilos perdus revenaient au galop. Je reprenais plus de kilos que ceux perdus. C'est ainsi que de fil en aiguille, en 1990 mon poids a passé la barre des 100 pour atteindre 105 kilos.

J'étais mal dans ma peau, j'avais mal partout. Mes genoux me faisaient atrocement souffrir. Après des examens radiologiques, on y a trouvé de l'arthrose. A chaque fois que je passais des examens médicaux, le verdict impitoyable était identique et les dires des toubibs identiques : «*Il faut maigrir ma petite dame, c'est fortement conseillé pour vos jambes et votre corps*». J'avais beau surveiller mon alimentation, mais les kilos arrivaient plus vite que la quantité d'aliment ingérée.

A cette époque, j'avais accompagné mon mari et des amis à une foire au vin. Nous avons passé une bonne après-midi. Les amis avaient réalisé des photos souvenirs. Bien mal leur en a pris lorsqu'ils m'ont offert le double des clichés. J'ai pris une gifle en regardant ces photos. Quelle horreur ! C'est quoi ce tonneau sur la photo ? Ce n'est pas possible, je ne ressemble pas à cela ? J'ai été dégoûtée de l'image que je reflétais. Je ressemblais au Bibendum de Michelin.

Une semaine après cet incident, j'ai ressenti de vives douleurs au niveau du dos. Je ne savais plus bouger, j'étais à la limite du blocage lombaire. Le médecin traitant m'a dit qu'il fallait envisager de faire quelque chose pour cet embonpoint. Je pleurais tellement j'avais mal, je ne savais plus bouger, marcher, dormir. Je me sentais diminuée. Lorsque j'effectuais mon ménage, je devais m'arrêter sans cesse, car j'étais essoufflée, en transpiration.

Monter les étages était presque devenu un enfer. Dès que j'avais grimpé un étage, il me fallait une demi-heure pour récupérer. Je ne savais plus faire une ballade en famille tellement je fatiguais. Je me rendais lentement à l'évidence ; cet état physique mettait ma vie en danger.

J'avais un ami de la famille qui connaissait de sérieux problèmes de poids. Il avait bénéficié de la pose d'un anneau gastrique au CHU de Liège. Le résultat était concluant pour lui, malgré que cela ne fut pas un choix délibéré mais que l'intervention lui a presque été imposée. Il était militaire de carrière depuis plus de vingt ans. Son obésité l'empêchait d'exercer à 100% sa profession. Il était exempté de tout exercice physique. L'armée l'a obligé à faire un choix ; ou il se faisait poser un anneau pour perdre du poids ou il démissionnait. Comme les frais de l'intervention étaient complètement pris en charge par l'armée, il a opté pour cette solution.

Au mois de décembre 1999, en pleine crise de douleurs, j'ai envisagé de me faire poser un anneau gastrique pour m'aider à retrouver un certain équilibre. J'en ai discuté avec mon mari, qui m'a dit que si cela était une solution à mes problèmes de santé, qu'il n'y voyait pas d'inconvénient. Cela faisait des mois qu'il me disait que nous devions trouver une solution pour que je mette toutes les chances de survie de mon côté et que j'étais encore jeune pour être handicapée à un tel point. Il m'a suggéré de demander les coordonnées du chirurgien de notre ami. A croire que la transmission de pensée fonctionne et que le destin fait parfois bien les choses. Le lendemain, cet ami est venu me rendre visite à la maison. Je lui ai parlé de mon intention de rencontrer son chirurgien. Pour être certain que je prendrais le rendez-vous et que je ne ferais pas marche arrière, cet ami a pris lui-même le rendez-vous auprès du chirurgien.

Mon rendez-vous était fixé. Je me réjouissais de le rencontrer, mais j'avais quand même des craintes quant à savoir si l'intervention serait acceptée. Le jour du rendez-vous, j'ai été accueillie par le professeur et son assistante. Il a bien pris le temps d'écouter mon parcours et les motivations qui m'amenaient à le rencontrer. Il m'a expliqué qu'il n'était pas seul pour prendre la décision finale, mais que son avis était primordial. Il m'a dit que je devais être vue par une diététicienne, un endocrinologue, un psychiatre (pour être certaine de mes motivations). Le bilan avec la diététicienne n'était pas trop mauvais. En effet, je ne mangeais pas «de trop en quantité,» mais mes repas étaient mal fractionnés et mal répartis sur la journée. Je ne mangeais presque rien de la journée et je mangeais beaucoup le soir. Je faisais donc du lard en me couchant l'estomac plein. Ce n'est qu'après tous ces examens que je saurai si l'intervention aurait lieu. Tous les examens ont été réalisés assez rapidement. En effet, fin février je retournais au cabinet du docteur pour obtenir le résultat de tous les examens. C'était positif, je pouvais prévoir ma date d'intervention. Il m'a bien expliqué les différentes méthodes ; soit le by-pass (qui est une intervention lourde) et qu'il n'estimait pas nécessaire dans mon cas ; soit la pose de l'anneau gastrique. Il m'a également expliqué qu'il était souhaitable d'enlever la vésicule biliaire dans ce type d'opération. Il a motivé cette intervention par le fait qu'en perdant rapidement beaucoup de kilos, la graisse se transformait en général en cratons, qui se déposaient ensuite dans la vésicule pour y former des pierres. Il résultait par la suite que plusieurs patients ont dû être réopérés pour ôter cette vésicule. Il m'a également expliqué le coût des deux interventions. C'est en connaissance de cause, que j'ai opté pour la seconde solution (pose de l'anneau et pour l'ablation de la vésicule), même si elle était plus onéreuse.

Nous avons fixé la date de l'intervention à la fin du mois d'avril par facilité. J'avais hâte d'arriver à la date butoir, soit au jour de ma renaissance. Je suis rentrée en clinique un lundi après-midi pour réaliser la pose de l'anneau le lendemain. Tout s'est très bien déroulé. J'ai pu réintégrer mon domicile le samedi en fin d'après-midi. Durant l'hospitalisation, j'ai reçu les consignes à suivre pour l'alimentation, le suivi médical, la possibilité de faire du sport adapté après environ 6 semaines.

Je me suis inscrite directement pour effectuer ces séances de gymnastique qui étaient dispensées au CHU par des kinésithérapeutes, à raison de deux fois par semaine et pendant deux heures. Les exercices consistaient à faire fondre notre masse graisseuse pour la transformer en muscles.

Différentes machines étaient à notre disposition; on commençait par 20 minutes de vélo d'intérieur avec contrôle cardiaque, puis rameur, marche accélérée, exercices abdominaux, dorsaux, fessiers. On terminait la séance par 10 minutes de relaxation. En même temps, j'avais repris la piscine à raison de une à deux fois par semaine.

La fonte de ma masse graisseuse était visible ainsi que la descente en flèche de mes kilos. Malgré tous ces exercices, il n'y a pas eu de miracle, ma peau restait marquée par les années de galère et d'obèsité. Les peaux commençaient à se flétrir de plus en plus et pendouillaient surtout au niveau des bras et légèrement au niveau des cuisses. Là où les séquelles sont catastrophiques c'est au niveau de l'abdomen. La grossesse et puis l'excès de poids, la peau s'est tellement détendue qu'à la suite de la perte des kilos, mon ventre ressemblait à un ballon qui au départ était gonflé à l'Hélium et qui s'est lentement vidé après plusieurs jours. Tout est flétri et ratatiné. Je consultais le chirurgien environ tous les mois au départ, puis tous les trois mois, pour ne plus le revoir qu'une fois par semestre. Il me disait que si tout allait bien, j'étais dispensée de le consulter, mais que néanmoins si un quelconque problème se manifestait, je ne devais pas hésiter à prendre un rendez-vous.

En octobre 2001 et j'avais atteint le poids de 79 kilos, une perte de 41 kilos, en l'espace de 18 mois. J'étais passée d'une taille 54-56 à la taille 44 en vêtements et d'une pointure 40 au 39. Oui, même les pieds fondent.

A cette époque, j'ai eu l'opportunité de reprendre quelques activités. On m'a proposé du travail, que j'ai bien entendu accepté de suite. Je me sentais en pleine forme et je pétais les flammes. J'aurais retourné des montagnes. J'en ai probablement fait de trop pour bébé estomac car quelques soucis de santé se sont manifestés, blocage du dos, péri-arthrose du bassin, douleurs d'estomac, indigestion, etc…

Début 2004, des problèmes de douleurs aux épaules et aux cervicales. Mon médecin traitant suggère que j'envisage la demande d'une intervention au médecin conseil pour l'autorisation d'une réduction mammaire. Elle pense que mes douleurs seraient provoquées par le poids de ma poitrine. Bien entendu celle-ci a fondu comme neige au soleil. Elle ressemble à s'y méprendre à des gants de toilettes. Je suis passée d'un 120 bonnet G à un 95 bonnet E. Mais mes seins sont raplaplas et vides. Mon docteur me conseille un plasticien réputé pour ce type d'intervention. En quelques semaines, j'ai l'autorisation par la mutuelle qui reconnaît que mes douleurs de dos sont provoquées par le poids de mes seins. Je prends alors le rendez-vous final avec le plasticien pour effectuer l'intervention ; soit réduction mammaire avec redressement de la ptose. L'opération en elle-même se déroule pour le mieux sauf que malgré mes avertissements, on a posé des pansements avec des solvants et colles auxquelles je fais des allergies. Après deux jours, j'attrape des brûlures sur toutes les parties recouvertes. Après 4 jours, le chirurgien doit m'ôter tous les pansements et je dois consulter une dermatologue pour me soigner. Antihistaminiques, produits pour laver les plaies, crème spécifique. Il m'a fallu plus de deux mois pour venir à bout des plaies occasionnées par les pansements. Le chirurgien et la dermatologue n'ont jamais vu une telle réaction. Enfin, ce ne sera qu'un mauvais souvenir. Je passe d'un bonnet 95 E à un 90 B. Je ne prends que quinze jours de convalescence et puis je recommence à travailler mais sans soulever quoique ce soit.

Sur le plan alimentaire, je constatais pas mal de changements dans mes goûts et mes possibilités.

J'étais une grosse mangeuse de viande et charcuterie ; je n'arrivais presque plus à en manger. Mon estomac les refusait, il se bloquait et ne laissait plus rien passer. Ce sont ajoutés par la suite comme aliments non tolérés les pâtes, le riz, le pain, les fruits. Un légume que bébé estomac n'a jamais plus accepté c'est la tomate sous toutes ses formes. Pour ne plus perdre du poids, je mangeais en compensation des pâtisseries, des bonbons, de la glace, du chocolat par bâtons entiers ; et ce à longueur de journée. Ce sont pour ainsi dire les seuls aliments que je pouvais encore avaler et tolérer. Le pire, c'est que je me cachais quand je mangeais ces saloperies, pour ne pas culpabiliser et devoir entendre les reproches de ma famille.

Après les blocages, j'ai connu la période de brûlures atroces. J'ai dû obtenir l'autorisation des médecins contrôleurs pour des médicaments spécifiques pour soigner mes troubles digestifs (œsophagite aiguë stade 2, avec parfois des ulcères). A certains moments, ces médicaments ne suffisaient plus et on me prescrivait des comprimés qui relaxaient mon estomac.

En mai 2005, j'ai connu ma première période de vomissements à répétition accompagnés parfois de saignements. Elle a duré 8 jours, durant lesquels je ne pouvais plus rien avaler. Même l'eau me provoquait des crampes et des douleurs abdominales. J'ai contacté le professeur qui m'a préconisé de rentrer rapidement au CHU en me présentant au service des Urgences. J'y suis restée deux jours sous Baxter car j'étais déshydratée. Tous les examens d'usage ont été réalisés. Le bilan : œsophagite aiguë aggravée avec irritation du tube digestif (provoquée par les vomissements répétitifs). On a modifié mon traitement médical et tout est rentré dans l'ordre pendant quelques mois.

Fin 2005, de nouvelles crises similaires se sont manifestées. On a réalisé à nouveaux différents tests ainsi qu'un TOGD pour s'assurer qu'il n'y avait pas de fuite. Mon chirurgien a fait réaliser des radiographies et des échographies pour s'assurer qu'il n'y avait pas de modification au niveau de l'anneau et du boîtier (glissement, retournement, hernie, etc…) Tout était encore une fois normal.

Il ne comprenait pas. On m'a à nouveau prescrit des comprimés pour calmer mon estomac. Depuis cette période, j'ai connu des semaines sans problème et des autres où je n'arrêtais pas de vomir. Cela devenait infernal et mon mari le supportait de moins en moins.

Il disait qu'à cette cadence, j'allais faire exploser mon appareillage et que je risquais de provoquer de graves séquelles au niveau de l'estomac. Le brûlant se manifestait toute la journée et même la nuit, je ne savais plus me coucher. Je dormais quelques heures en position semi-assise dans mon lit, j'avais continuellement des reflux gastriques. La moindre nourriture ingurgitée, je sentais qu'elle se promenait de l'estomac à la gorge en un va-et-vient incessant. De retour de vacances, comme mon état ne changeait pas, je décidais de consulter mon gastroentérologue pour un examen. Après l'endoscopie, il me disait que d'après l'examen clinique, tout semblait en parfait état, mais que cette situation que je lui décrivais n'était pas normale. Il contrôlait en même temps mon poids, celui-ci affichait 74 kilos. Il me conseillait de voir un de ses confrères, spécialiste en maladie digestive qui travaillait à la clinique de Verviers. Il lui avait déjà soumis mes problèmes de santé liés à l'anneau.

Mai 2006 *:* Je le rencontrais enfin. Il était charmant, gentil, attentif et à l'écoute de mon parcours. Il m'a auscultée et décida ensuite de me faire passer des tests complémentaires tels que radiographie, échographie et une scintigraphie avec contrôle du flux gastrique et de la digestion.

Tous les rendez-vous ont été pris assez rapidement. Il ne voulait pas prendre le risque que mon état s'aggrave et souhaitait trouver le plus rapidement possible la raison exacte de tous mes soucis de santé. A la même époque, je souffrais de maux de dents réguliers, de mal de dos et d'une périarthrite de la hanche. Tous les médecins consultés me disaient que ces douleurs provenaient de mon estomac.

La scintigraphie était spécifique, je devais me présenter à la clinique à 8H00 à jeun en me munissant de 2 œufs frais entiers et de 2 tranches de pain blanc. Je ne savais pas trop la raison pour laquelle je devais prendre ces aliments. Dès mon arrivée, l'infirmière de service à la scintigraphie m'a pris cette nourriture. Quelques minutes plus tard, elle m'a appelée et m'a installée à une table. Elle m'a présenté une tartine renfermant une omelette et accompagnée d'un grand verre d'eau. J'avais dix minutes pour ingurgiter le tout. Je lui ai dit que je ferais mon possible, mais que je n'étais pas certaine de pouvoir manger sans devoir vomir ou que je ne ferais pas un blocage. Je me suis forcée pour avaler les deux tiers de ce petit déjeuner. Directement ensuite, elle est venue me chercher pour réaliser des clichés. Pendant environ une heure, à raison de tous les quarts d'heure en moyenne, elle prenait des clichés de face, de profil et de dos. Elle m'a de suite signalé qu'il y avait un problème et que la nourriture ne descendait pas normalement dans l'estomac. Elle voyait que la nourriture faisait marche arrière et qu'elle remontait dans mon œsophage et dans la gorge.

Juin 2006 *:* Les résultats de tous les examens étaient entre les mains du chirurgien. Il avait enfin l'explication et la raison de tous mes problèmes de santé. Mon anneau, mon boîtier avaient bougé. L'anneau était presque à la verticale; ce qui expliquait le blocage de la nourriture. Le boîtier avait également basculé. Le clapet de mon œsophage ne fonctionnait plus correctement, il restait en position ouverte. C'était ce phénomène qui expliquait les reflux importants et le brûlant perpétuel. Dans l'état des choses, il m'expliquait que je n'avais pas d'autres choix que de faire enlever le tout et il ne voulait pas prendre le risque de le replacer, car il n'était pas certain du résultat. Il m'a dit que dans l'état où je me trouvais, je risquais une péritonite aiguë à tout moment, mais qu'il ne fallait pas m'affoler.

Je lui ai posé des tas de questions concernant les risques de l'intervention, ce que j'allais devenir sans mon anneau. J'ai bien insisté sur le fait que je ne voulais pas reprendre du poids et mettre ma vie en danger en redevenant obèse. Il m'a alors de suite parlé de la possibilité de réaliser un by-pass, en prenant bien soin de m'expliquer les avantages et les inconvénients de cette opération. Il réparerait en même temps mon clapet défectueux. Il m'a également fait des dessins représentants l'intervention du by-pass et m'a dit qu'il fallait pour réaliser l'intervention ouvrir l'abdomen. Il ne voulait pas que je prenne ma décision de suite et toute seule. Il souhaitait que j'en parle à mon médecin traitant ainsi qu'à mon mari. Il souhaitait me revoir dans la quinzaine pour connaître ma décision. En même temps, il voulait me revoir dès le lendemain matin en hospitalisation d'un jour pour contrôler le contenu de mon anneau. J'étais sensée être à 0 ml, mais il a quand même retiré 0,5 ml

Le jour suivant, je consultais mon médecin traitant pour lui soumettre les résultats des 2 jours précédents. Elle me donnait son accord et me conseillait de franchir le cap du by-pass. Elle m'expliquait que je garderai ainsi le bénéfice des kilos déjà perdus. Je le revis dans les quinze jours comme prévu pour lui donner ma décision. Je souhaitais bénéficier du by-pass. Nous avons fixé la date de l'intervention pour le 27 juillet prochain. Je lui ai dit que je souhaitais que tout se fasse en une seule intervention. Il m'a alors expliqué qu'il réaliserait l'intervention 2 en 1 si tout se passait bien. S'il y avait un problème, il enlèverait dans un premier temps l'anneau et le boîtier et puis quelques semaines plus tard, il réaliserait le by-pass. Mes vacances d'été étaient programmées et il m'autorisait à partir me reposer afin de bien me ressourcer. J'ai largement profité des vacances. Je pouvais remanger un peu de tout sans avoir trop de problèmes.

Juillet 2006 *:* Dès mon retour de vacances, durant les 2 semaines préopératoires, je préparais tout pour mon intervention; visite chez l'anesthésiste, prises de sang. Je rangeais, nettoyais, triais, afin de bien me reposer à mon retour de clinique.

25 Juillet 2006 – Le grand jour est arrivé.

Levée au petit matin 6H00, douche. Arrivée au service des admissions de la clinique à 7H30, à jeun. Rédaction de tous les formulaires d'inscription, d'autorisation, paiement de l'acompte. Le personnel de la croix rouge me prend en charge pour me conduire dans ma chambre privée. On m'installe, mais je constate que le lit n'a qu'un matelas plutôt médiocre en épaisseur et que je ne pourrais jamais dormir durant mon séjour (problèmes de dos). Je demande au personnel de service de faire le nécessaire pour le jour où je réintégrerai ma chambre après l'intervention. On me propose de mettre un second matelas pour un meilleur confort. L'intervention est prévue dans la matinée. Vers 8H00, on me donne à prendre les premiers comprimés pour m'emmener dans les bras de Morphée. Vers 9H00, deux infirmières m'emmènent vers le bloc opératoire. J'ai le temps de croiser le regard du chirurgien et de l'anesthésiste. Je demande que l'on prenne soin de mes cervicales. On me place la tête sur un coussin spécial. Je plaisante encore un peu avec l'équipe chirurgicale. On place le cathéter dans mon bras, on me met le masque et directement je sens cette désagréable bouffée de chaleur qui monte et me serre la gorge. Ensuite, je plonge dans un sommeil plus que profond…

Mercredi après-midi, après tous les examens d'usage, je peux quitter la clinique. Dans les semaines qui ont suivi cette intervention, je ressentais de grands coups de pompe. Je prenais la peine de me coucher dans le relax et faisait de longues siestes. J'ai eu de nombreux dumpings même en prenant soin de manger calmement, de petites quantités. C'était l'organisme qui réagissait et qui reprenait ses fonctions. On a ôté mes 34 agrafes le lundi 7 août. Tout se passe bien. Je ne tolère pas bien les aliments trop sucrés et j'ai pris la résolution de ne plus y toucher, car je fais des dumpings. Je revis enfin. Je peux manger de tout, même de la viande que je n'osais plus manger avec mon anneau. Je mange des pâtes, de la sauce bolognaise. Néanmoins, mes goûts alimentaires ont changé. Moi qui étais sucrée, je ne supporte plus rien de sucré (confiture, chocolat, biscuits, gâteaux, etc.... J'ai des nausées et un mauvais goût en bouche.

J'ai constaté que je tolère mieux le sucre de canne au sucre blanc raffiné. L'édulcorant me fait les mêmes sensations. Le laitage me donne la diarrhée. Je ne mets plus de lait dans ma tasse de café. Je ne mangeais plus de fruits depuis de nombreuses années, j'en mange maintenant presque journellement sous toutes les formes, nature en conserve, compote.

Je suis régulièrement de sorties et je me rends au restaurant où je prends un apéritif sans alcool, une petite entrée, un plat de consistance. Comme dessert, je demande un fruit nature ou un sorbet aux fruits; et plusieurs fois, je n'en prends pas. Je commence à pouvoir boire de temps à autre un petit fond de vin.

12 février 2007, je pèse 67 kilos. J'ai donc perdu 10 kilos 700 depuis l'intervention. Je mets des vêtements taille 38-40 pour le bas et 40-42 pour les hauts. Je me sens en pleine forme. Cette intervention a été pour moi une réelle résurrection. Je prends plaisir à sortir, à m'amuser. Je ne crains plus d'être malade au moindre aliment ingéré.

Si vous comptez bien, je suis partie de 120 kilos en avril 2000 pour atteindre 67 kilos aujourd'hui, soit une perte totale de 53 kilos. D'une taille 54-56, j'en suis arrivée à du 38-40. Je me dis tous les jours, que je portais en permanence un sac de ciment sur le dos. Que mon parcours peut servir d'exemple à des personnes qui pensent ne jamais pouvoir y arriver.

Il m'arrive certains jours, comme tout le monde de craquer sur des saloperies, chips, cacahuètes, mais je me ressaisis dans les jours qui suivent pour ne pas retomber dans les travers d'autrefois. Mon image négative d'avant la pose de l'anneau est bien encrée dans la mémoire et la photo suivant l'intervention est continuellement dans mon agenda. C'est mon rappel à l'ordre.

J'espère que je n'aurais pas été trop longue dans cette histoire et que mon témoignage pourra aider l'une ou l'autre personne à prendre une décision pour le genre d'intervention à réaliser.

Je tiens par la même occasion à remercier Viviane et tous les membres du forum pour l'aide, le soutien qu'ils m'ont apporté dans les moments d'angoisse avant, pendant et après l'intervention. Je leur serai reconnaissante à tout jamais.

Je souhaite longue vie à l'association l'Est-O-mac et au forum.

Mélissa Roser

Maman je voudrais être comme toi, pouvoir écrire des livres pour aider les gens et être tout plein belle. Je t'aime et je pense que toutes les personnes que tu as aidées t'aiment aussi. (Pas autant que moi bien sûr)

Gros bisous et bonne réussite

Sophie

Je suis née en 1978, bébé très désiré par sa maman. Maman a été couchée toute sa grossesse et a pris 30 kilos. Je pesais 2,3kg, sorte de petite crevette pourtant à terme. J'ai été très menue étant petite, à 4 ans j'étais habillée en 2 ans. Et l'année de mes 7 ans j'ai grossi, grossi, grossi. Voilà, j'étais devenue grosse, et ça ne s'arrêtera pas de sitôt. On a mis ma prise de poids sur le traitement à la cortisone dû à mes otites à répétition, soit...

A 11 ans, suite à ce qu'on qualifiera de dépression infantile, je grossis encore. Je vais faire un séjour au CHR de Caen. Tous les examens physiques (hormones, sang ...) seront faits mais ils ne révéleront strictement rien; c'est donc dans la tête.

Je commence mon premier régime avec une diététicienne à 11 ans, pas plus de 800 calories, du lait écrémé, du cacao dégraissé, de l'édulcorant de synthèse. Pas de douceurs, rien que des fruits et des yaourts allégés. J'en souffre beaucoup, car je vois mes cousines qui ont mon âge, très souvent, elles sont toutes fines, et ne mangent que bonbons et pâte à tartiner au chocolat. Et moi je les regarde.

A l'école, je deviens «Sophie gros bélier», mon nom de famille est Blier, l'association était faite ! Sobriquet que je garderai jusqu'en terminale.

Les années passent, et je suis toujours grosse. Je m'arrange pour être dispensée de sport, c'est trop dur d'entendre le prof me dire:» Blier si tu mangeais moins de bonbons t'avancerais plus vite...»

Moi qui aime tant le sport, en particulier la plongée et le surf. C'est difficile de vivre ses passions par procuration dans les magazines.

L'adolescence, en seconde, je fais une rechute de ma dépression... et je dépasse pour la première fois les 100 kilos. Alors je m'invente un personnage, la grosse marrante, qui place de bons mots, mais avec qui on ne «sort» pas, surtout pas. Zéro flirt, zéro petit copain, je n'ose même pas y penser, ça ferait trop mal.

La fac, le premier sursaut. Je fais 90 kilos, je prends tout le courage et toute la volonté que j'ai en moi et je vais à la piscine. Je suis bien accueillie, et pour la première fois, je suis bonne en sport, on place des espoirs en moi. Je vais nager midi et soir, 5 jours sur 7. C'est ma drogue. Je ne maigris pas mais je suis musclée, très musclée (certains disent trop, surtout les épaules, mais je m'en moque). Je nage le papillon et le crawl, je participe même aux championnats nationaux universitaires. La même année j'apprends le surf... mon rêve. Et pourtant les deux profs ne me donnaient pas 2 jours avant de craquer, mais j'ai tenu bon! Consécration en 2000 je suis championne de Bretagne de longboard.

Je passe mes 4 ans de fac comme ça, entre natation et cours de géographie.

Je me lance et ne veux pas rester sans connaître un truc qui me ronge... l'amour physique. Trop peu sure de moi je vais sur Internet, et presque toutes les relations que j'ai eu à ce jour ce sont nouées virtuellement. Oh bien sûr beaucoup sont partis en courant, ne pouvant assumer de sortir avec une grosse, même championne de natation ou surfeuse, tu parles, je ne suis pas Pamela Anderson, loin de là! Et je ne compte pas les «coups d'un soir» pour voir comment ça fait de se taper une grosse.

Je passe le concours pour être institutrice. Je l'ai avec 20/20 en natation et 2/20 en endurance (ma bête noire). Je suis envoyée à Paris. Je crois en une nouvelle vie, nouveau départ ; ce sera tout le contraire.

Je m'enfonce, je déprime, je mange, je déprime, je mange, ne fais plus de sport. Je deviens une mangeuse et une acheteuse compulsive. Je mange et j'achète n'importe quoi. Débutent alors des soucis financiers. Et quand je ne peux plus acheter je mange.

En 2003, je touche le fond. A ma demande je me fais hospitaliser en psychiatrie. On me dit que je suis bipolaire, que c'est pour cela que je suis grosse et que je dépense de l'argent. J'essaye d'intégrer ce diagnostique. Le médecin me place sous lithium, en me disant pas que cela peut faire grossir. Bingo ! Encore des kilos en plus. Il me dit aussi que lui s'occupe de la tête, que pour le poids ce n'est pas ici. Je me prends en main et vais faire une semaine de rééducation alimentaire. Je n'en sors pas grandie (difficile d'être confrontée à des soignants qui n'entendent rien à mon parcours et à ma douleur morale ; eux ne traitent que le corps, pas la tête !). Je ne supporte pas le régime à 1200Kcal, je suis à tuer, irritable, agressive... je laisse tomber. Tant pis, je serai une paupiette (c'est comme cela que je m'appelle) toute ma vie.

Novembre 2005, après être revenue en Normandie, ma région natale à coté de mes proches, c'est le coup de massue. « J'apprends » que j'ai été violée dans mon enfance par mon grand père entre l'âge de 2 ans et 9 ans. Je ne me souvenais de rien, tout m'est revenu d'un coup comme un boomerang. Je porte plainte, il est envoyé en prison (il a agressé aussi mes cousines). Je suis placée en congé suite à ce choc.

Mais je suis au plus mal, et je mange, je mange. Je mange tout ce dont je me suis privée pendant mon enfance. Des glaces, du chocolat, des gâteaux... comme par vengeance.

En avril 2005, le grand père meurt en prison, il n'y aura donc pas de procès...pas de prise en compte ni de reconnaissance de ma douleur. Je m'effondre, je fais106 Kg. Je ne peux plus me lever le matin, à quoi bon ?

Il faut faire quelque chose pour mon poids, pour moi, pour ma vie, cela devient urgent. Je me suis toujours dit que je ne rentrais pas dans les «normes» d'une gastroplastie, et puis jamais personne n'avait évoqué cette technique comme étant une possibilité pour moi. Je vois un médecin nutritionniste, qui me déconseille fortement cela : « Vous ne vous rendez pas compte des contraintes et des sacrifices, des risques aussi ». Ce médecin me prescrit des sachets protéinés, que je vais prendre pendant un mois, - 400 € et pas un gramme de moins.

C'est finalement par une association contre l'obésité basée dans la Manche que je vais être mise en relation avec mon chirurgien. En sortant de cette première prise de contact avec la dame de l'association j'étais en larmes. Enfin on me prenait au sérieux, et j'étais assez grosse pour qu'on puisse quelque chose pour moi et surtout on ne m'avait pas jugée…

Cet été là, je n'arrive même plus à surfer. Mes board-short me boudinent et une fois la dune escaladée avec ma planche sous le bras je demande mon salut. Il faut bien que je me rende à l'évidence, je ne peux plus surfer et c'est difficile à encaisser.

Je ne vis plus que dans l'optique de l'anneau. Bien sûr, dans mon entourage on essaye de me dissuader, mais la décision est prise et c'est irrévocable. Ma vie doit changer et elle va changer.

Malgré les coups du sort pas toujours évidents, j'ai rencontré un homme formidable qui a su voir au delà de mon apparence physique et mes blessures de petite fille, David. Nous sommes pacsés depuis le mois de juin. Il m'encourage et m'aime, tout simplement. Et pourtant je ne suis pas drôle tous les jours. Ma maman aussi est là, tous les jours pour les coups de blues, les doutes, les joies, TOUT. Sans elle, je ne serais plus là aujourd'hui. Ah ! Une maman... tu sais ce que c'est Viviane!

A quelques semaines après la pose de mon anneau, comment je me sens? Je poursuis ma thérapie avec un psychiatre qui pratique l'hypnose et qui est spécialiste du comportement alimentaire. Comme je ne suis presque pas serrée, j'ai faim, des fois, mais je me rappelle qu'Il est là, et je ne craque pas, ou si peu! Ce matin j'étais à – 10 kilos… de perdus.

Parfois j'ai peur, je me dis, et si… et si ça ne marchait pas ?

Je ne sais pas trop pourquoi je te dis tout ça Viviane, sans doute parce que je sais que tu peux me comprendre sans me juger.

Peut-être que si j'avais 10 ans aujourd'hui, on découvrirait ce que m'a fait mon grand père. J'ai lu que l'inceste était une des causes de la prise de poids massive… qui sait…

J'espère en tous cas ne pas t'avoir choquée en te racontant cela.

Merci Viviane, je l'ai déjà dit… mais mes mots ne sont pas à la hauteur de ma gratitude.

Bonne vie à toi, je t'embrasse.

Sandrine B

Tout à commencé le jour où je n'ai plus réussi à me regarder dans un miroir. A ce moment là, on voyait beaucoup d'émissions télévisées sur les anneaux gastriques.

J'avais à cette époque 27 ans et 186 kg à mon actif pour 1 mètre 75. Après avoir effectué deux cures d'amaigrissements dans une clinique diététique spécialisée contre le diabète avec 169 kg, j'avais réussi à perdre 30 kg dans l'année qui a suivi mais j'avais repris du poids par la suite et j'ai donc décidé d'en refaire une avec 155 kg, j'avais pu descendre à 145 kg en suivant le régime que la diététicienne m'avait conseillé. Malheureusement la vie a fait que j'avais repris tout ces kilos perdus.

Je travaille à la RATP, je conduis les bus dans la banlieue Nord de Paris et j'adore mon métier, mais les gens sont durs et impitoyables et j'en ai eu marre d'entendre dans mon dos : « Oh ! T'as vu la grosse ?! » J'ai parlé à mon conjoint de cette méthode de gastroplastie pour perdre du poids et réguler mon alimentation et nous nous sommes dit pourquoi pas. Alors j'ai commencé mes démarches avec ma liste de médecins à voir.

Le jour où je suis allée consulter le psychiatre, tout se bousculait dans ma tête, mon passé, mon présent dur à gérer et je n'avais aucun avenir. Je suis arrivée à son cabinet, confiante mais anxieuse et ce qui devait arriver arriva, il m'a posé la question qui m'a déstabilisée :

« Comment ça se passe sexuellement avec votre ami ? » et il avait tapé dans le mille. J'ai craqué et je me suis mise à pleurer sans plus m'arrêter. Il m'a laissé me calmer et m'a demandé si je voulais en parler, je lui ai dis que ce n'était pas facile d'en parler, que j'avais honte de moi et que je culpabilisais, que c'était de ma faute et là un déclic et je me suis dit : «Merde ! Je veux m'en sortir, il faut que je crache le morceau ! »

Et donc j'ai pris mon courage à deux mains et je lui ai dit : « Ma sœur, mon aînée de 8 ans m'a fait subir des attouchements sexuels et mon frère, mon aîné de 2 ans, m'a violé pendant des années. Mon père boit et frappe ma mère qui elle est jalouse maladive. »

Des larmes m'ont submergé le visage et un soulagement m'a envahi, j'en avais enfin parlé. Je lui ai dit que j'avais 10 ans quand ma sœur a commencé à me toucher et que j'ai commencé à grossir et à me goinfrer pour m'enlaidir et me rendre moche pour que plus personne ne me touche et alerter mes parents qui ne voyaient rien car trop occupés par leur couple qui battait de l'aile, et j'avais 14 ans quand tout s'est arrêté et quand j'ai compris que tout ce qui se passait était interdit.

Le psychiatre a été franc avec moi et m'a dit que s'il signait ma lettre d'accord maintenant pour un anneau que je ne perdrai pas de poids car j'avais bien trop de choses dans ma tête, mais qu'après un travail sur moi-même, une psychothérapie il reverrait sa décision.

Il m'a conseillé une psychologue clinicienne qui travaillait avec lui. Ca n'a pas été facile de me prendre en main, j'ai menti à la psy en disant que je me sentais bien alors que non, ça n'allait pas du tout. En ce qui concernait mon viol, le psychiatre lui en avait parlé et du fait c'est elle qui a commencé à me poser des questions et lorsque j'ai été en confiance, que j'avais compris qu'elle n'était pas là pour me juger mais pour m'aider à y voir plus clair, je me suis lâchée. Et un réel travail a commencé. La route fût longue et tumultueuse, avec des périodes de déprime très dures mais je me suis accrochée.

J'allais en même temps voir le chirurgien à Paris sans lui dire que je suivais une psychothérapie, sans lui parler de mes problèmes.

J'ai fait tous les examens que l'on m'avait prescrit, jusqu'à ma fibroscopie que j'ai effectué sous anesthésie générale. Tout était ok, il ne me restait plus que la lettre d'accord du psychiatre. J'ai revu le chirurgien en mars avec tous mes résultats et je lui ai dit que je revoyais le psy dans trois semaines pour mon accord, et il m'a alors dit que pour lui tout était bon. Après un long travail, je suis allée revoir mon psychiatre en lui disant d'un ton très ferme et décidée, et lui ai dit c'est bon, je suis prête et il m'a fait ma lettre, j'étais si heureuse enfin mon dernier espoir de perdre mon poids. En revoyant le chirurgien, je revivais, j'avais un but.

En attendant mon couple battait de l'aile car malgré tout je m'étais mise à douter de tout et de l'amour que j'avais pour mon compagnon, doutant déjà de moi, comment croire les autres ? Il m'avait dit d'arrêter ma psychothérapie car ça me faisait trop de mal, que ça me détruisait d'aller chercher tous ces souvenirs pénibles. Je l'avais écouté car bien trop naïve à ce moment là, j'ai pris des anxiolytiques, des antidépresseurs, des somnifères. Nous avions décidé de partir en vacances avant mon opération pour décompresser et je peux vous dire que j'en ai bien profité, un maximum même, j'ai mangé et bien plus que mangé, j'ai dévoré tout le mois car je savais qu'après je ne pourrai plus, que seule de petites quantités passeraient. J'ai donc pris du poids encore et encore jusqu'à atteindre le poids de 215kg. Comment ai-je pu me peser ? Je mettais chacun de mes pieds sur deux balances.

Mon hospitalisation s'est très bien passée et à mon retour à la maison je suis restée seule chez moi toute la journée avec un point persistant à l'épaule, j'avais tellement mal que je ne sentais pas la douleur des points de sutures. Et puis j'avais en permanence envie de vomir, alors sans plus avoir de force mon conjoint s'est enfin décidé a appeler le 15 et un médecin de nuit est arrivé et devant lui j'ai vomi du sang. J'ai eu très peur et il m'a expliqué que c'était normal vue l'opération que je venais d'avoir, que mon estomac était irrité et que j'avais également un œdème à celui-ci. Il m'a dit que mes nausées venaient sûrement du fait que j'avais faim et que je devais manger pour y remédier car c'est vrai que je refusais de me nourrir car je croyais que les nausées étaient le résultat de la pose de mon anneau et c'était justement les symptômes du rejet de nourriture. Et puis j'avais tellement peur que les aliments ne passent pas, peur d'abîmer mon estomac, trop d'angoisses à gérer et le médecin m'a alors prescrit une ampoule à prendre sur un sucre afin d'atténuer tout ces soucis et après l'avoir prise j'ai pu dormir.

Les jours qui ont suivi je mangeais donc mes repas mixés mais en une semaine de temps j'ai repris une alimentation solide.

Les quantités que je prenais me faisait dire : « Avant je bouffais, maintenant je grignote ! » Mais lorsque je montais sur les balances et que je voyais celles-ci descendre, j'étais heureuse. J'avais perdu 15 kg en un mois et ensuite je perdais 5 kg par mois.

Je me sentais vraiment mieux, je pouvais remarcher en étant moins essoufflée, je me rhabillais convenablement, je ressortais de chez moi mais je ne me sentais pas encore la force de reprendre le travail que j'avais arrêté en début de ma psychothérapie et j'ai recommencé à travailler. J'étais malgré tout fatiguée. Je me sentais mieux mais mon couple avait pris une grosse claque car je n'ai pas eu le soutien que j'attendais, pas d'écoute, pas de réconfort, aucune aide morale. Je sais pourtant que le travail me revenait. J'ai réussi à descendre jusqu'à 140 kg mais des soucis de couple m'ont fait reprendre 25 kg et après un mariage qui n'a duré qu'un an et demi, j'ai pris conscience que je m'étais mariée parce que j'allais avoir 30 ans, que j'étais obèse et que ce devait être ça la vie de couple, j'ai donc décidé de divorcer.

A ma libération, et oui je me suis sentie libérée de cet homme qui n'avait pas su m'aimer, qui avait profité de ma gentillesse et de ma naïveté, et de mon poids pour me garder près de lui. Je me suis prise en main et après deux mois de séparation, j'avais repris mon régime et ma psychothérapie et j'avais de nouveau perdu 15 Kg. Je renaissais, je reprenais soin de moi. Je me retrouvais seule mais heureuse.

J'avais repris mon travail et je m'épanouissais à nouveau et m'ouvrais un peu plus aux autres. Je voulais finir de perdre ce poids qui me pesait depuis tant d'années. Je voulais enfin vivre pour moi et non plus pour les autres.

Un jour de travail, un collègue m'a plus interpellé que les autres et nous avons parlé de choses qui nous ont bien fait rire et je n'avais pas ris comme ça depuis bien longtemps, je me suis sentie bien en sa présence. Nous ne cherchions rien de spécial ni l'un ni l'autre mais juste de l'écoute. Lui avait son passé moi le mien et c'est ce qui nous a rapproché. Lui avait fait une psychothérapie, était divorcé, avec deux garçons à charge. Moi je commençais seulement mon vrai travail sur moi-même et j'ai eu de l'écoute, du soutien, du réconfort. Je continuais donc tout ce travail et je perdais de poids. Nous avons donc décidé de nous installer ensemble et de fonder une famille, ce que je n'avais réellement jamais eu. Ses enfants m'envoyaient de l'amour plein les yeux et on me respectait enfin et on m'aimait tout simplement. J'ai continué à perdre du poids jusqu'à descendre à 135 kg. Un nouveau palier était atteint. Dans ma tête, le moment était venu de revivre et d'examiner de plus près ma vie. Ca a été dur, me replongeant dans une période de déprime très douloureux. Mon nouveau conjoint a été très patient, très à l'écoute sans jamais me faire de réflexions car lui aussi était passé par cette phase de travail.

J'ai découvert beaucoup de choses sur moi, sur ma famille qui jamais ne m'a soutenue et pour laquelle je ne suis que la cinquième roue du carrosse. J'ai souffert de cette indifférence toute ma vie et la subis encore, sauf qu'aujourd'hui je suis maître de moi, de mon corps et des mes pensées.

C'est là qu'un jour, dans un magasin, je lis la couverture : « J'ai perdu 80 kg en 18 mois. » Il s'agissait de Viviane qui faisait une interview suite à sa perte de poids. Je l'ai lu et je suis allée visiter son site internet, qui m'a beaucoup plu et qui m'a permis d'avoir accès à un forum où d'autres personnes souffrant de surpoids discutaient. Je me voyais dans chacune d'elles, leur souffrance quotidienne, leur problème de santé et leur mal être.

Un espoir d'en finir enfin avec ces kilos m'est réapparu. Ne perdant plus de poids, en décembre 2005, j'ai décidé de me faire resserrer mon anneau car je n'en avais eu qu'un depuis mon opération. Grâce au forum, j'ai fait la rencontre de personnes vivant près de chez moi et je suis allée à une réunion de groupe que pratiquait un chirurgien et il a bien voulu me reprendre en main et du fait il m'a serré à 4cc. Ca m'a fait tout drôle car je n'avais pas eu cette sensation d'oppression depuis bien longtemps. Un simple verre d'eau était avalé en 5 gorgées, mais je voulais mettre fin à mon calvaire. Je vomissais à chaque morceau de nourriture, cela m'affaiblissait énormément. Cela a duré un bon mois, avant d'apprendre que finalement j'étais enceinte. Wouah !! Un bébé !! Un de mes plus beaux rêves enfouis au fond de mon cœur et de ma tête mon conjoint me l'a offert.

Mon chirurgien a préféré desserrer mon anneau pour éviter d'éventuelles carences. J'ai eu une très bonne grossesse. Je continuais ma psychothérapie car malgré tout j'avais encore du travail à faire sur moi-même et de plus j'avais beaucoup de mal à accepter de prendre du poids et de voir mon ventre s'arrondir, j'avais tellement fait d'efforts pour le perdre que de le voir gonfler me rendait la vie difficile. Même si ce que je désirais le plus au monde était d'avoir un enfant, je me prenais la tête et me voyait grossir. J'ai accepté mes formes à mon huitième mois de grossesse mais j'ai aimé mon bébé dès que j'ai su qu'il prenait vie en moi, cela m'a encore plus rapproché de son papa qui m'a toujours épaulé et soutenu dans toutes mes souffrances que je traversais pour me sortir de cet état d'âme dans lequel j'erre depuis tant d'années.

J'ai pris 15 kg durant ma grossesse. A la dernière consultation gynécologique j'ai dit que j'avais des vertiges lorsque je m'allongeais et du fait j'ai dû faire en urgence une prise de sang et voir la sage-femme pour me prescrire une césarienne car j'avais du diabète gestationnel dangereux pour bébé et pour moi. J'ai très mal vécu ce moment car rien dans ma vie ne pouvait se passer normalement, je ne pouvais m'y résigner. J'avais vécu que choses pas normales et là encore ça continuait, mon destin de malchanceuse me poursuivait.

J'ai donc eu ma césarienne mais après quatre piqûres dans le dos qui m'ont fait terriblement mal, seule ma jambe et mon bassin à gauche étaient endormis, j'ai senti le froid de la Bétadine que mon gynécologue me mettait et lorsqu'il a commencé à inciser à droite, j'ai senti comme une aiguille qui me rentrait dans la peau, je lui ai dit et il a commencé à couper à droite et manque de chance encore pour moi, c'était à vif, j'ai crié et dans les 5 secondes qui ont suivit j'ai été anesthésiée. Je me suis réveillée et j'ai de suite réclamé ma fille.

Quelle joie immense lorsque j'ai pu serrer mon bébé tout contre moi, j'ai pleuré et rit en même temps. J'étais si fière. En sortant de la clinique, j'avais perdu 7 kg. Je me sentais bien, ma fille m'apportait bien plus que j'ai pu avoir toutes ces années. J'avais décidé qu'après ma grossesse et l'allaitement je ferai resserrer mon anneau afin de reprendre mon régime et continuer mon combat ; Et puis, je me suis dit que peut-être celui-ci n'était plus ce qu'il me fallait et j'en ai discuté autour de moi et j'ai pris rendez-vous auprès d'un chirurgien pratiquant le by-pass, et qui avait opéré pas mal de filles sur le forum de Viviane afin d'avoir son avis et en effet il m'a confirmé que l'anneau avait fait son maximum de travail pour moi, qu'il m'aurait fallu le by-pass dès le début de mon aventure mais qu'il n'était pas trop tard et que si je le souhaitais il pouvait s'en occuper. Ma décision a vite été prise, connaissant, les avenants et les aboutissants, j'ai dit ok et de nouveaux examens médicaux m'ont été prescrits. Tout était bon et il m'a alors donné ma date. Chouette !!!! J'allais enfin dire adieu à ces satanés kilos.

Le lendemain mon chirurgien m'a dit qu'il n'avait pas pu me faire le by-pass car mon estomac était beaucoup trop irrité, que j'avais failli avoir une perforation de l'estomac et qu'il préférait attendre pour éviter de prendre de gros risques. Je m'en doutais car je n'avais pas eu la moindre douleur. Il m'a donné une nouvelle date d'intervention pour me faire le by-pass et maintenant je dois attendre. Je suis rentrée chez moi le lendemain de mon ablation d'anneau. J'ai eu peur de remanger alors pendant cinq jours je n'ai mangé que des soupes et compotes.

Les jours passent et j'attends ce nouveau départ, cette nouvelle vie qui m'attend où je pourrais faire les choses de la vie quotidienne sans m'essouffler, sans transpirer. La vie sans mon anneau est dure car je retrouve cette faim qui me tiraille, mon estomac qui me réclame sans cesse de la nourriture, j'essaye de ne pas craquer mais c'est intenable de sentir son estomac si vide, si grand.

Janvier 2008 : je viens partager ma joie, ma renaissance, ma résurrection devrais-je dire. Mon bilan au bout de 5 ans et demi, entre mon anneau en juillet 2002 avec un poids de 215 kg et ensuite mon by-pass à 155 kg, voilà que dimanche je me pèse et que vois-je ? 115 kg au compteur soit une différence de : 100 kilos Vous m'imaginez devant ma balance ? J'ai du remonter dessus au moins 10 fois pour sortir de la salle de bain et prendre mon homme dans mes bras et lui dire la bonne nouvelle. J'ai perdu mon centième kilo ! Le pied ! Je voulais partager mon bonheur d'enfin pouvoir me regarder dans le miroir sans tourner les yeux, et en étant même un peu fière de moi. Certains diront que j'ai changé mais moi je peux vous dire que oui, mais en fait ce n'est pas ça, j'ai repris confiance en moi tout simplement ce qui fait que lorsque quelque chose ne me plais pas je le dis en face, je reprends petit à petit confiance en moi et ça, ça fait peur aux gens car pour eux on reste la grosse de service !

J'ai encore un bout de chemin à faire mais je sais j'y arriverai. Je tiens à remercier Viviane qui a toujours un petit mot adorable à mon attention. J'ai eu des moments très durs et j'ai toujours trouvé une oreille attentive. Merci pour tout le travail fait.

Nathalie

Pour terminer ce chapitre consacré aux témoignages, en voici un dernier, différent. Si le fond reste le même, le message toujours aussi poignant, c'est dans sa forme que va s'exprimer la différence. Ce témoignage c'est celui de Nathalie. Nathalie qui n'a pas voulu s'exprimer avec ses propres mots, non qu'elle soit trop timide ou inculte pour le faire, mais elle a préféré, dans une sorte d'exutoire, me livrer quelques secrets, pêle-mêle, traits d'unions de ce que j'ai pu voir, entendre, au cours de mes entrevues ou rencontres chez elle, mes brèves incursions dans la vie de Nathalie. C'est donc pour cette ultime plongée dans l'univers de la souffrance au quotidien, par ma plume que cette jeune femme va vous livrer son lot comme elle le dit.

La porte du frigo claque peut-être plus violemment ce soir là que les autres jours. Nathalie n'est pas en colère, et ce geste qui pourrait surprendre, son conjoint n'en est pas étonné plus que cela d'entendre cette violence à refermer la porte d'un simple appareil électro ménager. Le frigo ne lui a rien fait, mais bon, la porte a claqué durement et cela pourrait étonner. Etonner, si par ailleurs, à l'occasion d'autres circonstances de la vie de tous les jours, d'innocents appareils, ustensiles, machines à laver, sèche-linge, même jusqu'à la docile porte du four à micro-ondes n'avaient subit le même dur traitement.

Le tiroir de rangement des couverts poussé avec une telle violence, fait tout de même lever la tête de son compagnon de vie : Nathalie y va un peu fort ce soir. Cette jeune femme de trente cinq ans n'a pas ce que l'on pourrait qualifier de comportement inquiétant… je me refuse d'utiliser ici des termes utilisés à la médecine psychiatrique ou plus banalement relevant de la psychanalyse car Nathalie est bien insérée dans sa vie familiale, avec un compagnon aimant, une fille qu'elle adore et respecte dans son éducation. Education classique, scolaire, bon cocon familial, etc…

Mais bien évidemment pour ce qui est de son éducation alimentaire, il n'en va pas de même. Si Nathalie est gentille, une mère aimante et attentive, prévenante et quelque peu laxiste avec Sophie sa fille unique sur certains points, pour ce qui est de l'alimentation, il en est tout autrement. Tant désireuse qu'elle est, de ne pas voir sa progéniture un jour souffrir du même mal qu'elle, qui aujourd'hui lasse de tout lui fait commettre des gestes dont la violence n'est destinée qu'à apaiser son âme malmenée depuis tant d'années.

Car Nathalie depuis son plus jeune âge souffre d'obésité. La jeune fille amoureuse de la vie et espérant l'être d'un jeune et tendre soupirant, en quête du prince charmant comme toutes les filles de son âge, aime à se montrer souriante, aimante d'une jeunesse que ses camarades de classe vantent comme étant des prédateurs avec lesquels il est agréable de jouer les séductrices, de se sentir désirée, avec pour la majorité de ces jeunes jouvencelles, la sacro sainte possibilité dans le registre « en tout bien tout honneur » tellement connu, possibilité sentencieuse s'il en est, si ce n'est castratrice, de dire non au dernier moment.

Le but du jeu étant pour l'instant, de tester son potentiel de séduction.

Nathalie a seize ans et rêve de cela bien sûr. Elle sourit, elle est avenante. Bien élevée, aussi polie à tendre la main à un jeune homme sur lequel elle aurait jeté son dévolu, que sérieuse quant aux limites d'une aventure qu'elle espère malgré tout. Mais voilà, Nathalie avec son joli minois, d'adolescente et sa gentillesse n'a pas la silhouette qui convient pour jouir du regard des garçons de son âge…

Déjà les quolibets lui avaient fait comprendre que ces aventures resteraient celles lues dans les pages des livres roses, car on l'appelait « la grosse » Alors le prince charmant, le bel amant aperçu dans la cour de récré, ne servira que de support à une masturbation tant de l'âme que de son jeune corps.

La jouissance ressentie alors aura le goût amer d'une aventure menée seule, sans espoir de la voir se réaliser pour « de vrai » avec ce beau gosse qu'elle croise tous les matins. Et chacun de ses plaisirs solitaires, creusent déjà l'abîme de ce qu'elle imagine être sa future vie de femme.

Mais les choses peuvent être plus dures dans la vie d'une adolescente malmenée, critiquée, vexée, insultée. Parmi ce lot permanent, il y a eu aussi des lueurs d'espoirs, de bons moments, avec l'impression d'être comme les autres… Il y a bien eu Patrick, un jeune garçon pas particulièrement gracieux, mais qui dans une drague en bonne et due forme, de sourires en mots doux au creux de l'oreille, et petits mots sur papier quadrillé, plié en quatre, qu'il lui faisait glisser de table en table entre le cours de math et d'histoire/géo. Des mots comme du baume au cœur, porteurs de tous les espoirs d'une amourette enfin trouvée. Et surtout le sourire de ce « beau » pour elle Patrick qui s'intéressait à elle…

Jusqu'au jour, où elle apprit que ce bel et impossible amour ce foutait d'elle en racontant à tous ses copains, comment il excitait la grosse…la conne !

Après l'incrédulité, la colère, l'incompréhension, Nathalie comprit ce jour là qu'elle n'était définitivement pas comme ses belles copines…Natacha, Corinne, Estelle…qui d'ailleurs sans qu'elle s'en fût rendue compte, se moquaient d'elle également.

Et pan ! La porte du frigo…

Une simple image, une parole, une idée génératrice d'une pensée forcément négative, et vlan ! La porte du pauvre micro-ondes.

Dans la violence du mouvement du tiroir contenant les ustensiles de cuisine, bien sûr de régime, elle réglait son compte avec Gilles, qui après des jours de drague intensive a réussi à la faire venir chez lui. Elle y tenait tant à ce genre de rendez-vous. Par pour le sexe, enfin pas uniquement, mais pour qu'on s'intéresse enfin à elle. Bien qu'elle ne voyait pas bien la fin de la soirée, trop prude pour cela, et déjà tellement et tant de fois déçue, elle était flattée qu'un jeune homme l'entraîna dans son antre.

Elle allait connaître des caresses, des baisers, peut-être...l'amour. Après de troubles moments, elle se laissa embrasser, pur moment de bonheur. Elle se sentait enfin fille désirable et désirée. Surtout que Gilles, de plus en plus audacieux, oui, Gilles le beau ténébreux commençait à lui retrousser son sweat-shirt pour apprécier ses seins d'une maturité exceptionnelle pour une fille de seize ans. Sensations nouvelles pour elle, vertige... Elle allait connaître l'amour physique. Les caresses de Gilles devenaient de plus en plus pressantes. Relevant la jupe de la jeune fille, et parti pour une ultime caresse des plus intimes, l'impensable se produisit. Une véritable bombe d'Hiroshima. Gilles touchant le slip de Nathalie, partit d'un éclat de rire sonore, pouffant et déclarant : « t'es une belle salope » mais vas te faire...par un autre, t'es trop moche !

Oui nous touchons là à l'horreur, ces paroles à jamais ancrées dans la mémoire d'une jeune femme qui s'offre, qui souffre, font que le sèche-linge fut particulièrement maltraité ce jour là, quelques dix neuf années plus tard. Ce genre de chose ne s'oublie pas, et ne s'oubliera jamais, laissant au plus profond de l'âme, des traces indélébiles.

Le couteau à pain, par trois fois replacé sur la rampe aimantée du meuble de cuisine, qui comme envoûté partit une fois de plus au sol, et que Nathalie d'un coup de pied rageur, propulsa à travers la cuisine, ce coup de pied, sans grande conviction, plutôt du genre « toi maintenant tu ne me fais plus ch… » était destiné à Sandrine. Sandrine la bonne copine, compatissante, car sa meilleure amie était comme Nathalie, elle avait des formes, elle était ronde… bref, en faite, elle était grosse.

Je vais faire ici une parenthèse pour dénoncer une hypocrisie qui veut que de nos jours, il est de bon ton de nommer un sourd : un malentendant, un aveugle : un malvoyant ou un non-voyant, un handicapé : une personne à mobilité réduite… aujourd'hui il n'y a plus que de grosses que dans les conversations bien déterminées à faire du mal (sic) Il y a des personnes rondes ou obèses, mais plus de grosses ni de gros.

Au même titre qu'il y a une trentaine d'années, un balayeur allait chez le chef du personnel... aujourd'hui la phrase incontournable et de bon aloi, c'est « le technicien de surface se rend chez le responsable des ressources humaines » Ah ! Quelle différence. Les personnes âgées sont passées dans une première étape à personnes du troisième âge, maintenant nommés « séniors »

Si ces mots ne figuraient pas en bonne place dans le dictionnaire, l'on pourrait paraphraser Rabelais ou Frédéric Dard qui prônaient le néologisme en prétendant que si le mot n'existe pas, il faut l'inventer.

Bref, revenons à Nathalie et à son coup de pied destiné à exorciser la trahison de la bonne copine Sandrine.

A la lecture des lignes qui précèdent l'on pourrait être surpris, voir inquiet du comportement de Nathalie. L'obésité pour elle depuis la plus tendre enfance, quelques problèmes de santé inhérents et l'escalade de déceptions à de véritables coups dans la gueule, ne suffisent pas à eux seuls à pardonner une violence intrinsèque au quotidien. A l'expliquer peut-être, car ce sont là des gestes bien inoffensifs. Des mouvements d'humeur. Moi qui connait bien Nathalie, je peux vous assurer qu'à part certains objets dans des moments bien précis, rien d'autre, ni surtout personne, Oh grand jamais, n'ont eu à subir des violences. Le cas de cette jeune femme n'est pas isolé et sûrement pas lié à son problème de surpoids.

Il paraît plus logique de parler d'un ras-le-bol de situations frustrantes, de trop de personnes qui se sont moquées d'elle. De désillusions en désespoirs, qui n'a pas donné un jour un coup de pied dans une petite boite en fer, un caillou, qui n'a jamais sur une mauvaise phrase de « l'autre » claqué une porte, lâché son couvert brutalement en disant stop : ça suffit !

Sans jouer les psychanalystes, l'on peut sans risque de se tromper, dire que ce comportement, dans ces proportions bien entendu, est plus sain que d'emmagasiner les rancœurs, d'accumuler, pensant digérer. Là, dans le cas de Nathalie, c'est la soupape de sécurité qui fonctionne bien. De quels maux souffrirait-elle si de temps en temps Patrick, Gilles et les autres n'en prenaient pas un coup de porte de frigo.

Pour Sandrine, c'est un peu plus grave. Car par rapport aux garçons qui ont fait souffrir Nathalie, durement certes, mais sur du court terme, de façon ponctuelle dirons nous, Sandrine était une amie. Une alliée, une confidente, bref la bonne copine et de longue date pour ne pas dire depuis toujours. De physique pratiquement identique depuis l'adolescence, en surpoids toutes les deux, il était évident qu'elles s'unissent dans une forte complicité afin de se blinder contre les attaques verbales et de panser ensemble les humiliations. Lors de confidences intimes de Nathalie sur ses cuisants échecs amoureux, Sandrine était là.

Les années passèrent ainsi, jusqu'au jour où Sandrine tomba enceinte, prenant 25 kilos supplémentaires au passage. Elle accoucha d'un petit garçon le jour de ses 24 ans. Après la naissance, son surpoids n'a fait que s'aggraver alors que de son côté, Nathalie déjà dans un régime sévère venait de faire les premiers bilans et les premières formalités pour la pose d'un anneau gastrique.

Diamétralement opposées dès lors, les deux jeunes femmes allaient devenir ennemies, mais elles ne le savaient pas encore.

Sandrine, bien suivie a eu une grossesse sans problèmes majeurs… si ce n'est cette importante prise de poids. Enceinte à 23 ans, au poids de corps à 106 kilos, elle accouche à 131 kilos, poids corporel qu'elle gardera plus de deux ans après la naissance de son petit garçon. Deux ans… Entre temps, Nathalie après les examens, tests, et l'intervention chirurgicale pour la pose d'un anneau gastrique, a, elle, de son côté, perdu, notamment par le régime pré opératoire, 20 kilos ! Les deux « sœurs » ne se ressemblaient plus du tout. Sur le plan physique bien sûr, mais du côté de l'amitié, les dégâts étaient encore plus visibles.

Sandrine, n'a jamais accepté la métamorphose de Nathalie. Elle incarnait désormais tout ce qu'elle haïssait, tout ce qu'elle n'osait même plus penser être un jour, c'est-à-dire une femme avec un corps acceptable, bien que cette notion de normalité lui échappait totalement : c'est quoi un corps normal ?

Mais bon, elle n'était pas dans la norme, elle le sentait, le vivait mal, et surtout elle se sentait désespérément seule, maintenant que sa seule et pourtant et toujours amie, ne lui ressemblait plus. Etait-ce elle qui ne ressemblait plus à Nathalie, ou bien Nathalie dans ce qu'elle jugeait comme un abandon ne lui ressemblait plus. Peu importe, dès lors, et sans aucune animosité avérée, l'écart allait se matérialiser entre les deux jeunes femmes.

Prise par ses nouvelles responsabilités au vu de sa maternité, Sandrine, bien que déstabilisée a été très forte, a nourri au sein son jeune bébé, a poursuivi sa vie, pas très douce au quotidien car à chaque pesée, la balance creusait de plus en plus un fossé, que jamais plus rien ne pourrait combler entre elle et son amie de toujours.

Elle prenait du poids, sans pourtant se laisser aller, ce qui la minait, telle une maladie dont on sait qu'elle aura des répercussions irréversibles, quoi que l'on fasse, et Nathalie, elle perdait du poids grâce à son anneau.

Ah ! bien sûr, elle y a pensé elle aussi à la chirurgie bariatrique : un anneau ? la solution peut-être à ses problèmes de poids, santé, psychologiques. Mais voilà, il y a des gens qui passent le cap, qui s'engagent dans une démarche certes difficiles, avec les tests et examens à devoir subir, et d'autres, comme Sandrine, qui sans que l'on puisse lui jeter la pierre, ou la critiquer, ne feront jamais le pas. Celui qui pourtant, et ce qui est terrible c'est qu'elle en est consciente, pourrait radicalement changer sa vie.

Nathalie aussi connaîtra la grossesse puisqu'aujourd'hui mère de la très mignonne Sophie. Par contre, rigoureuse, forte, et grâce à son anneau gastrique, elle plafonnera à 78 kilos. Tout comme moi, elle connaitra un problème avec cet efficace mais capricieux partenaire. Une opération pour un by-pass lui permettra de vivre son rêve, c'est-à-dire de passer en-dessous de la barre des 70 kilos !

Heureuse ? Oui pour ce qui est de son pari.

Malheureuse ? Oui aussi, car depuis sa réussite, son challenge, Sandrine qui n'a pas osé franchir le pas et qui est restée dans ce qu'elle déteste pourtant le plus au monde, la bonne amie qui soutenait Nathalie dans ses moments de doutes, ses crises, oui, Sandrine non seulement n'adressera plus la parole à Nathalie, mais la critiquera auprès de toutes les personnes et connaissances.

Ce genre de comportement malheureusement fréquent finit par se savoir, et Nathalie, mise au courant de la trahison de sa meilleure amie, portera désormais comme un fardeau cet abandon, alors que fière, elle voulait, pensait, apporter un message d'espoir et pourquoi pas conseiller celle qui fût son clone.

Nathalie opérée, plafonnant aujourd'hui à 70 kilos, et Sandrine en surpoids, avec de très sérieux problèmes de santé, ne se parlent plus. Tout cela pour une différence de poids sur une bascule !

La vie, parfois impose de bien curieux choix... à vous de voir.

***

Viviane ROSER est présidente de l'association l'Est-O-mac qu'elle a créée en 2004 pour informer, soutenir et venir en aide aux candidat(e)s et opéré(e)s d'une gastroplastie.

Elle anime avec conviction cette association reconnue dans le milieu médical et de la chirurgie de l'obésité, avec le soutien des médecins, des chirurgiens et des laboratoires de ces différentes techniques bariatriques.

Viviane grâce à son vécu, et sans la moindre substitution au monde médical, vous répondra chaleureusement quant aux conseils préopératoires, les suivis après les interventions, et divers échanges et expériences pour ce qui concerne les chirurgies réparatrices.

Plus qu'une passion pour ce sujet, elle en a fait un sacerdoce.

Vous pourrez la contacter à cette adresse mail :
assoc.lestomac@laposte.net
Ou sur son site : www.lestomac.fr
Ou son forum : www.forum.lestomac.fr

Vous serez certain(e)s d'y trouver une main tendue et une oreille attentive.

L'activité physique

Il était inévitable d'en parler, nous y voici donc. J'espère que vous avez bien lu le titre de ce chapitre et que vous n'avez pas déjà lâché cet ouvrage, à l'avance découragé(e)s : après tout cela, « si en plus il faut faire du sport ! ». Rassurez-vous, pour ceux ou celles d'entre vous qui gardent un souvenir amer du sport scolaire, ou qui ont été déçu(e)s par quelque tentative en solitaire ou en groupe, nous allons simplement ensemble, aborder l'activité physique du by-passé.

Je dis simplement, car il ne saurait être de mon propos ici de fixer une ligne de conduite à quiconque, de tenir un langage de coach, ni même de donner des conseils. Ce livre pouvant être lu, et je m'en réjouis, par un large public, il y aura sans doute des personnes très aguerries aux différentes disciplines de la forme, tout comme il y aura un auditoire de débutant(e)s, dans ce que l'on peut appeler, dans la plus large acceptation du terme, le maintien physique.

Je précise du by-passé, car cette activité physique s'inscrit dans une démarche spécifique, par certains côtés incontournables, dont vous devez, vous, opéré(e)s en saisir toute l'importance.

De nombreux livres et magazines spécialisés dans le genre, s'adressant aux pratiquants de tous niveaux, existent. Chacun pourra y trouver ce qu'il cherche si par bonheur la bosse du sport venait à lui prendre. Tout comme pour ce qui est de la diététique, cet ouvrage ne se veut pas un livre de cuisine aux recettes miracles, il n'est pas non plus pour ce qui est de l'activité physique, un manuel de sport aux promesses utopiques.

Dans « l'autre est moi » le sujet avait déjà été abordé. Mais dans ma rage de vaincre, mon combat au sens propre du terme, car en effet le détail de mes journées d'entrainement pouvait faire songer à la préparation d'un champion de boxe, j'avais montré le côté excessif de ma personne, le sport à outrance.

Souvenez-vous :

- des exercices d'échauffement
- 40 minutes de jogging
- 30 minutes de vélo d'appartement
- 400 mouvements sur mon rameur
- 1 h 30 sur ma station de musculation
- 400 abdominaux complets
- des exercices d'étirements et de relaxation

Tout cela dans une totale abnégation, et dans un seul but, maigrir, maigrir, et maigrir encore. Résultats ? visibles sur le plan de la silhouette, mais bien plus ressentis sur mes articulations prématurément usées, abimées, par de tels excès, une telle folie.

On paye toujours, tôt ou tard ses excès dit-on. Les excès alimentaires (…) tout comme les excès destinés à gommer…les excès !

Difficile de ne pas songer à tout ce qui est bon à faible dose, et qui peut se révéler dangereux si on a la main un peu lourde. Sournoisement parfois, ainsi un verre de bon vin sera bénéfique à l'organisme à condition de s'en tenir à cela, car on connait trop bien les méfaits de l'alcool dûs aux abus. Ou de façon plus violente, comme avec le Ginseng par exemple. Racine dont on connait depuis des millénaires les vertus sur l'ensemble du corps, soignant (presque) tous les maux, et qui s'avère être à haute dose…mortelle !

Ainsi donc il ne sera pas question de sport dans ce chapitre, mais bien d'activité physique uniquement destinée à maintenir vos muscles tels qu'ils sont.

En effet, les by-passé(e)s s'exposent plus que toutes autres populations sédentaires à une fonte de la masse musculaire. Non seulement par le manque d'exercices, mais également et surtout par une carence en protides, nourriture des muscles due à une malabsorption des protéines. Mais avant de rentrer dans le détail de ce qu'il est nécessaire de faire pour prévenir cette fonte des muscles, voici un petit rappel anatomique et physiologique.

Le corps humain compte quelques 450 muscles (plus nombreux que les os de notre squelette, au nombre de 206). Ils représentent à eux seuls de 30 à 50 % de la masse corporelle (c'est déjà 25 % chez le nourrisson). Le muscle est bien plus lourd que la graisse. Lors d'un régime amaigrissant, si on fait du sport (là il s'agit bien de sport) il est inutile de monter sur la balance tous les jours. La graisse remplacée par du muscle, le sujet aurait de sacrées surprises en voyant les chiffres affichés. Et, puisque non encore visible de façon spectaculaire, son amincissement risque de lui échapper, lui sapant le moral au passage. Imaginez que le champion de bodybuilding (culturisme autrefois) Arnold Schwartzenegger, en période de concours pour le prestigieux titre de Mister Olympia, après séchage, c'est-à-dire un régime draconien, affichait 107 kilos sur la balance. Il suffit de regarder une photo pour se convaincre qu'il n'y a pas place pour la graisse sur ce sculptural corps. Hors période de concours, celui qui n'était pas encore sénateur de Californie, pesait 120 kilos pour 1 m 87. Le poids à lui seul, ne veut donc rien dire. Une personne de 100 kilos, si elle est grande n'est pas forcément obèse, surtout si elle a de surcroit une ossature lourde.

Les muscles se présentent sous deux aspects :

- striés (dits muscles rouges, se sont ceux du squelette)
- lisses (dits muscles blancs, se sont ceux des viscères)

Les muscles rouges également appelés muscles volontaires, qui nous intéressent plus particulièrement dans ce propos, sont formés de fines fibres musculaires (environ 200 sur la surface d'une tête d'épingle). Ces fibres s'insèrent à leurs extrémités soit directement sur l'os, soit sur un tendon ou une membrane tendineuse. Un muscle relie au moins deux os. Par leur contraction, les muscles permettent le mouvement, mais aussi la fixation de pièces osseuses autour des articulations. Dans chaque muscle, il existe trois sortes de fibres :

- fibres rapides
- fibres lentes
- fibres moyennes

Selon le type d'effort, soulevé de charge, marche, course, station debout prolongée, on sollicitera un nombre plus important de fibres rapides ou de fibres lentes pour obtenir :

- endurance
- résistance
- vitesse
- force

Les proportions de tel ou tel type de fibre dans un muscle détermine sa destination. Exemple : la forte prédominance de fibres lentes dans les dorsaux lombaires, en font des muscles de soutien, capables de maintenir une contraction constante pour garder le corps dans une posture particulière.

Les muscles des bras (biceps, triceps...) et des jambes (quadriceps, jumeaux…) devant être capables d'avoir des contractions soudaines et brutales, d'effectuer des mouvements réflexes, sont eux, constitués d'un plus grand nombre de fibres rapides. Ce schéma simplifié doit pourtant être complété en précisant que jamais seules les fibres rapides, ou seules les fibres lentes seront sollicitées lors de la contraction d'un muscle. Il y a tout d'abord une rotation des « unités motrices » avant l'apparition de la fatigue. Une fibre au travail cédant la place à d'autres fibres. Ensuite, pour ce qui concerne un soulevé de charges lourdes, les muscles concernés par cet effort utiliseront fibres rapides et fibres lentes pour réaliser ce geste demandant force et résistance. Dans d'autres cas on aura besoin d'allier vitesse et endurance.

Il s'agit là d'un raccourci saisissant de la description de la contraction musculaire, tant vous vous en doutez le sujet est vaste et complexe.

Description suffisante néanmoins pour la compréhension de ce qui va suivre.

Vous avez décidé de faire une activité physique. Prenons l'exemple du vélo d'appartement, et voyons ce qui va se passer au niveau des muscles de vos jambes. Dans les premières minutes de pédalage, roue libre, c'est-à-dire une route plate, vos muscles pour réaliser le mouvement, vont utiliser 1/3 des fibres de la section segmentaire du muscles, les autres fibres n'étant pas utilisées.

Peu à peu, au fil des minutes qui passent à pédaler ainsi, les fibres fatiguées passeront le relai à d'autres fibres, comme nous venons de le décrire. Ainsi est déjà mis en évidence le fait qu'il faut un minimum de temps consacré à son entrainement pour voir le maximum de fibres utilisées et avoir un bénéfice de la séance. Si au fur et à mesure du temps qui s'écoule à pédaler vous augmentez la résistance de la roue, pour représenter une côte à monter, vos muscles vont être obligés de chercher de l'aide dans les fibres peu ou pas utilisées jusqu'à présent. Si c'est votre première séance à pédaler « dur » comme cela, vous êtes bons pour des courbatures le lendemain, c'est certain !

Mais si, progressivement vous augmentez le temps de pédalage et la résistance par le frein de la roue de votre appareil, vous vous apercevrez au bout d'une douzaine de séances, que vous avez de moins en moins de peine à réaliser cet exercice. A cela plusieurs raisons :

- le recrutement d'un nombre de plus en plus important d'unités motrices

- la montée progressive du rythme des impulsions nerveuses commandant les contractions des muscles

- une augmentation importante de la vascularisation (circulation du sang) du muscle

Ces trois phénomènes améliorant de façon considérable la contractabilité du muscle. Cet effet bénéfique ne sera visible que si les séances sont régulièrement effectuées, correctement menées, et sur une période significative.

Cette approche nous révèle trois principes fondamentaux de l'activité physique :

- progressivité
- durée et qualité des séances
- persévérance dans le temps

Il est en effet inutile de « foncer » le premier jour, de risquer une blessure en imposant à des muscles non préparés, après une période plus ou moins longue d'inactivité. Cela pourrait même être dangereux, il faut y aller progressivement surtout si vous n'avez jamais fait de sport.

Il relève de l'utopie de penser que quelques minutes passées sur un stepper une fois de temps en temps, ou de se contorsionner dans sa salle de bains croyant réaliser quelques improbables mouvements de gymnastique, même si cela vous donne bonne conscience, vont vous aider à conserver votre masse musculaire.

Chaque séance, trois ou quatre fois par semaine, devra durer entre 30 et 40 minutes au début, jamais en-dessous de 45 minutes ensuite.

Le corps humain étant malgré tout bien fait, n'entretiendra « vos » muscles en les nourrissant des protéines que vous absorbez, en augmentant la surface de vascularisation au sein du muscle pour une bonne oxygénation, en mobilisant tout votre potentiel de fibres musculaires, que si la demande est fréquente et répétée avec de plus en plus d'exigences.

Si vous ne demandez rien à vos muscles, votre corps les trouvera très bien comme ça, et les protéines absorbées iront augmenter la teneur en acides aminés de l'eau de vos toilettes...

Je n'irai pas plus avant dans la physiologie de l'activité musculaire. Les manuels disponibles dans toutes les bonnes librairies prendront le relai si le sujet vous intéresse.

Nous avons vu comment fonctionnent les muscles de notre appareil locomoteur. Pourquoi les faire travailler progressivement, régulièrement et sur du long terme. Ces principes de base étant acquis, intéressons nous maintenant au cas particulier du by-passé.

Chez chaque individu, hormis l'enfant puis l'adolescent pour qui la masse musculaire subit la métamorphose proportionnelle à sa croissance et à son développement, les muscles ont la qualité en rapport de leur activité. Nous l'avons vu, le corps humain ne maintiendra pas, ou ne développera pas « pour rien » la musculature d'un homme ou d'une femme adulte, si celui-ci ou celle-ci ne s'en sert pas. Ainsi, un employé de bureau, s'il ne pratique aucun sport en parallèle, n'aura pas la même musculature qu'un manutentionnaire dans un entrepôt ou un ouvrier du bâtiment et des travaux publics. Un muscle vaut par sa valeur segmentaire pour ce qui est de la force. De par sa fermeté, ses qualités contractiles pour ce qui est du dynamisme, sa résistance, son endurance.

Si on le travaille, il se développe, s'ajuste au travail qui lui est demandé. Développement d'autant plus marqué si l'alimentation est équilibrée, riche en protides, et avec une bonne hygiène de vie. Le repos est en effet capital dans la récupération après un travail musculaire. Si on ne le travaille pas, de moins en moins de fibres seront concernées lors de la contraction, la vascularisation qui apporte oxygène et nourriture au muscle sera réduite. Le muscle s'atrophie.

Un muscle atrophié ne joue plus son rôle de réserve de glycogène : ce sera la fatigue au moindre effort. Très peu de fibres encore disponibles pour la contraction étant alors sollicitées : ce seront des douleurs après chaque levage ou déplacement d'objet plus ou moins pesant.

Ceci peut être grave si l'on considère le squelette comme une charpente qu'il faut haubaner. Les os étant les poutres, les muscles les haubans. Avec une atrophie de la masse musculaire, c'est tout l'équilibre du squelette qui est menacé. Le maintien postural devient pénible, le dos se voûte (plus encore chez la personne ayant connu l'obésité). Les épaules tombent, le port de tête n'est pas des plus altier. Et cela peut aller très vite. Il suffit de voir un accidenté à qui l'on a plâtré la jambe, le jour où on lui retire son plâtre pour s'en convaincre. La fonte musculaire est spectaculaire au niveau de sa cuisse. Le choc visuel est d'autant plus criant que l'on a la comparaison immédiate avec son autre jambe.

En effet, un muscle qui ne travaille pas s'atrophie…

Chez le by-passé la fonte de la masse musculaire sera encore plus rapide, car après l'opération les protéines seront mal absorbées. Leur synthèse a en effet normalement lieu, pour 50 %, dans la partie du duodénum que l'on a dérivée lors de l'intervention. Malheureusement, les signes de cette fonte des muscles vont être mal interprétés par le by-passé dans les premières semaines suivant son retour au domicile. En se pesant, il constatera une perte de poids, et risque d'y voir là les premiers résultats positifs de son opération. Pour éviter le pire, il convient alors de réagir le plus vite possible.

Permettez moi, sans prétention aucune, de m'appuyer sur mon expérience personnelle afin de vous guider au mieux dans ce qu'il serait bon de faire. Tout d'abord, il est hors de question de commencer quoi que ce soit avant un mois à compter de votre retour à la maison après l'intervention du by-pass. Le temps de la cicatrisation, du retour progressif à une alimentation normale. Le temps de retrouver des forces, et à votre corps de gommer les effets de l'opération et de l'anesthésie. A ce propos, songez à boire beaucoup d'eau dès votre retour. Faites le par petites quantités bien sûr, mais tout au long de la journée, et de la nuit si vous vous réveillez. Un verre d'eau toutes les heures sera plus efficace qu'une quantité plus importante bue en une seule fois. Le but étant d'éliminer de façon régulière.

Ce mois passé, si aucune complication n'est survenue, que tout se passe bien sur le plan de l'alimentation, si sans aller jusqu'à l'euphorie, vous êtes content(e)s de vos premiers kilos perdus, il est temps maintenant de vous prendre en main pour la suite du programme. La chirurgie dont vous venez de bénéficier en a assuré la première partie. A vous de gérer la seconde. Allez, courage ! Cette deuxième partie du programme qui doit vous mener en fin de parcours à votre rêve, porte sur l'alimentation et sur l'activité physique. Pour palier à la malabsorption des protéines, dans le but de garder vos muscles (et pourquoi pas de les développer), il n'y a qu'un seul remède : bouger !

Pour ne pas être découragé(e)s dès le début, pour ne pas vous blesser ou tout simplement vous faire mal à la première « séance » (des courbatures pourraient faire que l'envie de ne plus bouger pour le reste de la semaine vous prenne) il y a des choses très simples et pourtant efficaces à faire.

Comme éviter les déplacements en voiture ou transports en commun, pour les courses ou démarches à faire en ville, bouder l'ascenseur au profit des escaliers.

Ceux ou celles qui pourront le faire se rendront vite compte de l'efficacité de ces simples modifications des habitudes de la vie de tous les jours. Bien évidemment il y aura parmi vous des personnes habitants au rez-de –chaussée de leur immeuble, ou de plein pied dans une maison de surcroît très éloignée des commerces. Pour ces dernières, prendre l'escalier et se déplacer à pieds sera impossible. En revanche faire de la marche si on habite hors de la ville, sera plus facile et plus agréable. En tout cas citadin(e)s ou campagnard(e)s cette première approche n'est qu'une étape, un réveil musculaire. En quelque sorte une situation intermédiaire entre la sédentarité et le mouvement pratiqué au quotidien dans une parfaite forme physique. Cet objectif, s'il vous paraît lointain aujourd'hui, sera, croyez moi vite atteint. De séance en séance, votre corps va s'habituer à ce nouveau rythme. Vous n'aurez plus de courbatures, ces satanées douleurs capables de vous faire renoncer. Mieux encore, vous allez vous sentir bien dans votre peau, un mélange de bien-être, de sérénité, d'épanouissement. Les muscles en travaillant de cette façon que nous pourrions qualifier de ludique, vont provoquer la libération d'une substance endogène : les endorphines. Cette molécule agit comme une « drogue » vous vous sentirez bien, aurez un sommeil de qualité et bientôt vous ne pourrez plus vous passer de votre exercice quotidien quel qu'il soit : marche rapide, vélo d'appartement (ou vélo tout court) stepper etc…Ce ne sera plus jamais une corvée de faire cette activité physique, vous aurez rendez-vous chaque jour avec le plaisir de sentir vivre votre corps, croyez moi.

Il s'agit d'une chose à découvrir ou à redécouvrir. Une fois le pli pris, vous allez même, tant votre plaisir physique sera réel, devenir de véritables ambassadrices de ces disciplines, prônant les bienfaits du « sport » à tout votre entourage. Pour que ce miracle se réalise, il y a des choses à respecter.

Vous devez vous faire du bien, pas du mal !

N'investissez pas dans un matériel onéreux. Haltères, planche à abdominaux, tour multipostes de musculation, vélo ergonomique. Tout cela est très cher et généralement peu utilisé, l'enthousiasme des premiers jours passé. Faites de la marche rapide. Pour cela munissez-vous de bonnes chaussures. C'est primordial. Autant que peuvent l'être les pneumatiques sur une voiture de courses. Pour vous, dans ce type d'activité, la priorité c'est de préserver votre colonne vertébrale. De bonnes chaussures achetées dans une grande enseigne de fournitures sportives, avec l'aide de conseillers professionnels, vous éviteront des blessures. Ces chaussures spécifiquement étudiées pour ce type d'activité, soutiennent la voûte plantaire et amortissent les chocs. C'est sûrement là le seul investissement nécessaire dont vous ne regretterez pas le coût.

De mauvaises chaussures peuvent provoquer des douleurs dorsales, sciatique, maux de tête.

Commencez par une distance et un rythme qui vous semblent confortables, et augmentez peu à peu. Lorsque vous sentirez que vos muscles et votre cœur ont acquis une meilleure résistance, vous pourrez accélérer le pas et faire de la vraie marche rapide, bougeant ainsi tout votre corps. Pensez à bien respirer. Inspirer par le ventre, puis la poitrine. Attention à ne pas relever les épaules à ce moment. Pour l'expiration, videz d'abord vos poumons, puis lentement rentrez le ventre au maximum. Cette respiration dite « abdominale » vous évitera l'essoufflement et, la panique dans les premiers instants de votre entraînement.

Avant de partir pour un tel exercice, il est capital de faire des mouvements d'échauffements et d'assouplissements des jambes, des bras, du torse et du cou. Marchez normalement sur les premiers mètres de votre parcours, puis, en contrôlant parfaitement votre respiration, accélérez progressivement. Cela peut être réalisé n'importe où. Pas d'excuses ! Il vaut mieux marcher ou courir en ville, sur un trottoir, avec les problèmes de circulation, que de ne rien faire du tout.

Ne partez pas l'estomac vide…Vous risqueriez une crise d'hypoglycémie, évanouissement, sueurs froides, trou noir. Croquez un fruit, une tartine avant de commencer. Si votre séance se déroule par temps chaud et sec, hydratez vous dès votre retour, voir pendant votre parcours si celui-ci est long.

Vous ne tarderez pas à mesurer les bienfaits de votre nouveau rythme de vie. L'exercice que vous avez choisi de pratiquer régulièrement, va être salutaire à plus d'un titre…

En accélérant le rythme cardiaque, il stimule la circulation et assure un bon drainage des toxines. Il sera donc efficace contre la cellulite, dûe à une intoxication des tissus.

En entraînant le cœur à battre plus régulièrement et plus efficacement, il empêche les maladies cardio-vasculaires, il assure également une meilleure irrigation du cerveau. Une bonne circulation sanguine favorise le bon fonctionnement de tous les organes, une vascularisation profonde de tous les tissus, d'où une stimulation du renouvellement cellulaire, de la pousse des cheveux, des ongles. Toutes les médications, alimentation, ou supplémentation, verront leurs effets optimisés par le parfait fonctionnement de votre organisme.

L'exercice régulièrement effectué prévient les varices, donne bonne mine, retire la peau, corrige les défauts du maintien postural, creuse la taille, renforce les os, assouplit les articulations et les ligaments. Son action musculaire directe permet de construire des muscles forts, durs et résistants. Il calme les nerfs et diminue l'anxiété.

Vous avez toujours ce livre en mains ? Vous devriez déjà être dehors, le sourire aux lèvres, pour vos premières foulées.

Je remercie Jean-Paul DIVOUX titulaire du brevet d'état d'éducateur sportif, CREPS, pour sa collaboration à l'élaboration de ce chapitre.

L’avis des médecins

Les apports vitaminiques du by-passé
Par le Docteur Michel VIX

Introduction

La chirurgie de l’obésité permet un amaigrissement rapide, important et durable. Parmi les différentes techniques, il est important de comprendre le principe de l’intervention qui va permettre d’expliquer les carences et leur prévention.

La chirurgie restrictive regroupe l’anneau gastrique et la sleeve gastrectomy. La capacité de la poche gastrique qui accueille l’alimentation est réduite et idéalement permet au patient de diminuer les quantités ingérées. Tout ce qui avalé est digéré et peut être absorbé. Les lieux et les mécanismes d’absorption ne changent pas. Si l’alimentation est diversifiée, l’apparition de carences est exceptionnelle.

La chirurgie de dérivation regroupe le gastric bypass et la dérivation bilio-pancréatique. La capacité de la poche gastrique est également réduite mais leur caractéristique principale est la dérivation. Elle permet de faire passer l'alimentation de l'estomac vers une portion plus ou moins distale de l'intestin grêle. Ces techniques permettent une absorption réduite de l'alimentation ingérée. Certaines parties du circuit digestif ne sont plus au contact du bol alimentaire et ne peuvent donc pas métaboliser les vitamines, les oligo-éléments. Sans faire un catalogue, je vous propose de passer en revue les différentes substances qui sont susceptibles de donner des carences.

Les protéines

Elles font partie des 3 composants principaux de notre alimentation (les lipides, les hydrates de carbone et les protides). L'absorption des protéines est diminuée dans les interventions de dérivation pour plusieurs raisons:

- Le duodénum dérivé est le lieu d'absorption de 50% des protides
- Certains enzymes ou acides sont diminués ou sont mélangés de façon tardive avec le bol alimentaire et préparent mal les protéines pour leur absorption.
- Le raccourcissement du trajet du bol alimentaire diminue le temps de contact des nutriments

- Un certain dégoût alimentaire
- Une difficulté à mastiquer

Dans le gastric bypass les carences sont très rares et varient de 5 à 13% à 2 ans. Elles sont exceptionnelles si l'anse alimentaire mesure 150 cm ou moins.

Leur carence :

- entraîne une perte de masse musculaire (compensée par l'exercice physique)
- participe à la perte de cheveux
- favorise les problèmes cutanés et muqueux
- donne des oedèmes en cas de déficit profond

Elle peut être prévenue par l'absorption de protéines animales (poisson, viande, blanc d'oeuf) ou végétales.

Les lipides

Après chirurgie de l'obésité, l'alimentation est idéalement pauvre en graisses. De plus ces graisses sont mal absorbées puisque les sels biliaires qui préparent leur digestion sont mélangés tardivement.

Les lipides participent au métabolisme des vitamines dites liposolubles (ADEK).

Il existe peu de données sur les carences en lipides.

Les vitamines

Elles sont divisées en hydrosolubles et liposolubles. Leur mécanisme d'absorption et de stockage est donc fondamentalement différent.

Les vitamines hydrosolubles

La vitamine B12 ou Cobalamine

Action :

Elle est impliquée dans le métabolisme des acides nucléiques (composants du noyau cellulaire), dans la synthèse de certains acides aminés, dans la lutte contre l'anémie.

Lieux et mécanisme d'absorption :

Lors de l'ingestion, la vitamine B12 est liée aux protéines alimentaires. Elle doit être séparée par une réaction acide et se lie à un facteur sécrété par l'estomac (le facteur intrinsèque). Ce facteur lui permet d'être absorbé dans l'intestin terminal (l'iléon).

<u>Besoins :</u>

Apport journalier recommandé (AJR) : 1 µg

Aliments riches en Vitamine B12 :

- Foie et rognons (15-110µg/100g
- Poisson (4-15 µg/100g)

Symptômes des carences profondes :
- Anémie macrocytaire (Anémie pernicieuse de Biermer)
- Fatigue
- Trouble de la mémoire
- Participe à la chute des cheveux (rare)
- Céphalées

Après gastric bypass :

Il y a peu de carences profondes car la supplémentation est bien connue et bien suivie. Une supplémentation est nécessaire chez 70% des opérés.

Supplémentation :

Par voie orale : Comprimés ou ampoules dosés à 1000µg/prise

Par voie injectable : Ampoules injectables en intra musculaire

La voie injectable est plus efficace car n'est pas tributaire du facteur intrinsèque (dérivation de l'estomac).

La vitamine B9 ou Acide Folique

Action :

Intervient dans la synthèse d'acides nucléiques et d'acides aminés

Lieux et mécanisme d'absorption :

Absorption tout le long de l'intestin, pas de mécanisme particulier. Besoins :

Apport journalier recommandé (AJR) : 200 µg

Aliments riches en Vitamine B9:

- la levure (3 900 µg / 100 g)
- les petits pois et les fèves (125 - 350 µg / tasse)
- les épinards, les lentilles, le cerfeuil, le cresson (180 à 265 µg / 100 g)
- le foie, en particulier le foie gras (180 à 700 µg / 100 g)
- les herbes aromatiques telles que la menthe, le romarin ou l'origan.

Symptômes des carences profondes :

- Anémie (participe à l'anémie par carence en vitamine B12 et en fer)
- Dépression
- Trouble de la mémoire
- Semblerait intervenir dans la prévention des cancers

Après gastric bypass : il y a peu de carences profondes car la supplémentation est facile car cette vitamine est présente dans beaucoup d'aliments végétaux et son absorption est conservée. Une supplémentation est nécessaire chez 20% des opérés.

Supplémentation :

Par voie orale : Comprimés dosés à 5mg/prise en cas de carence (1-3 cp par jour)

En entretien comprimés dosés à 0,4mg/prise

Pas de voie injectable

La vitamine B1 ou Thiamine

Action :

Intervient dans le métabolisme des glucides. Action anti névritique et anti béribéri

Lieux et mécanisme d'absorption :

Principalement dans le duodénum

Besoins :

Apport journalier recommandé (AJR) : 1,4 mg

Aliments riches en Vitamine :

- Levure de bière : 5-10 mg/100 g
- Levure de boulanger : 1-2 mg /100 g

Pois, fèves : 0,4-0,8 mg/100g

Symptômes des carences profondes :

Polynévrites, oedèmes, myocardites, béribéri

Après gastric bypass :

La carence est exceptionnelle en raison du nombre d'aliments qui en apporte. 29 cas sur 168000 patients opérés d'un bypass ont été rapportés dans la littérature.

Supplémentation :

En cas de carence : Souvent associée à la B6

Prise orale : 250 mg/cp 3-4 cp / jour à avaler sans croquer

Injection IM possible

La vitamine B6 ou Pyridoxine

Action :

Participe à la synthèse d'acides aminés, au métabolisme des lipides. Possède une action antioxydante.

Lieux et mécanisme d'absorption :

L'organisme ne sait pas en faire la synthèse. Absorption dans le duodénum et le jéjunum par voie passive non saturable

Besoins :

<u>Apport journalier recommandé (AJR) :</u> 2 mg/j

Aliments riches en Vitamine :

- Viande
- Germe de Blé
- Saumon

Symptômes des carences profondes :
- Dépression
- Nausées
- Participe à la chute des cheveux
- Irritabilité

Après gastric bypass :
Carence profonde exceptionnelle.
Supplémentation :
Prise orale : 250mg/cp à raison de 3 cp par jour
Existe en association avec la Vitamine B1, le magnésium

La vitamine C ou Acide ascorbique
Action :
- participe au métabolisme du fer et des globules rouges
- dans la régulation de l'immunité
- antioxydant
Lieux et mécanisme d'absorption :
Jéjunum et iléon
Besoins :
<u>Apport journalier recommandé (AJR) :</u> 75-90mg/j
Aliments riches en Vitamine :
- Cerise du Mexique, : 1000-2000 mg/100 g

- Baie d'églantier : 750-1600 mg/100g
- Argousier : 750 mg/100g
- Goyave, cassis, persil, navet, oseille : 120-240mg/100g

Symptômes des carences profondes :
- Fatigabilité
- Dépression
- Irritabilité
- Fragilité cutanée
- perte de dents

Après gastric bypass :
Pas de carences objectivées dans la littérature
Supplémentation :
Voie orale Comprimés à 1000 mg/prise 1 prise par jour

Les vitamines liposolubles

La vitamine A ou Rétinol
Action :
Rentre dans la composition des mécanismes de vision
Participe à la pigmentation et à l'hydratation de la peau

Lieux et mécanisme d'absorption :

L'absorption se fait tout au long du tube digestif soit sous forme de rétinol soit sous forme de caroténoïde.

Besoins :

Apport journalier recommandé (AJR) : 5000 UI /j

Aliments riches en Vitamine A:

- Huiles de poisson : 150-200 mg/100g
- Foie de volaille : 7-33 mg/100

Aliments riches en Provitamine A:

- Oseille : 11mg/100g
- Carotte : 2-10 mg/100g
- Epinard : 2-9 mg/100g
- Navet : 7mg/100g

Symptômes des carences profondes :

- Baisse de vision nocturne puis diurne
- Hyperkératose
- Acné
- Cheveux secs

Après gastric bypass :

Carence exceptionnelle après By-pass

Supplémentation :

Pas de supplémentation à prévoir. Attention au surdosage qui provoque nausées et vomissements

La vitamine E ou Tocophérol

Action :

- antioxydante
- protection des globules rouges et des plaquettes
- Utilisé comme conservateur alimentaire E306 à E309

Lieux et mécanisme d'absorption : 70% de la vitamine E ingérée est absorbée tout le long de l'intestin

Besoins :

Apport journalier recommandé (AJR) : 15 mg/j

Aliments riches en Vitamine E :

- Huile de germe de blé : 133 mg/100 g
- Huiles tournesol, arachides, colza : 13-48 mg/100 g
- Fruits secs : 20 mg/100 mg

Après gastric bypass :

Carence exceptionnelle: moins de 4% à 4 ans

Supplémentation :

Fait souvent partie des complexes polyvitaminiques.
Existe en supplémentation isolée par voie orale (500 mg/prise) ou intramusculaire (100mg/ mois)

La vitamine D ou Cholécalciférol ou Calcitriol

Action :

Métabolisme du calcium et du phosphore, métabolisme osseux

Lieux et mécanisme d'absorption :

Absorption par l'intestin dans le jéjunum et l'iléon.
Possible synthèse par la peau à partir du cholestérol
Métabolisme complexe faisant intervenir l'intestin, le foie et le rein

Besoins :

<u>Apport journalier recommandé (AJR) :</u> 5µg/j

Aliments riches en Vitamine D :

- Huiles de foie de poisson : 1 à 100mg/100g

Symptômes des carences profondes :

- Hypocalcémies
- Hyperparathyroïdisme secondaire
- Ostéomalacie
- Ostéoporose
- Rachitisme

Après gastric bypass :

Déficit fréquent. En fait près de 60% ont des taux bas de Vitamine D dès avant l'intervention

Supplémentation :

Par voie orale : Une ampoule à boire par mois de 100,000UI ou en association fréquente avec du calcium : 400-800 UI/j

Autres micronutriments

Fer

Action :

- Intervient dans la formation des globules rouges (hémoglobine)
- Rôle majeur dans l'oxygénation de l'organisme
- Agit comme cofacteur de nombreuses réactions enzymatiques

Lieux et mécanisme d'absorption :

Principalement dans le duodénum

Besoins :

Apport journalier recommandé (AJR) : 10 mg/j

Aliments riches en Fer :

- Viande, Foie

- Poisson
- Fer des légumes difficilement absorbable

Symptômes des carences profondes :

- Fatigabilité
- Anémie
- Dyspnée

Après gastric bypass : c'est la carence la plus fréquente, 15-60% durant les 2 premières années

Supplémentation :

Par voie orale, fer seul : 60 à 100 mg/prise

Souvent association avec Vitamine C, Vitamine B9

Possible voie intraveineuses par perfusion, 100mg/ampoule

Magnésium

Action :

- Favorise la fixation du calcium sur l'os
- Transmission de l'influx nerveux
- Contribue aux défenses immunitaires
- Lutte contre la constipation

Lieux et mécanisme d'absorption :

Tout le long de l'intestin par un mécanisme actif (donc épuisable). 1/3 du magnésium ingéré est absorbé

Besoins :

Apport journalier recommandé (AJR) : 6mg/kg

Aliments riches en Vitamine :

- Chocolat, cacao : 150-400 mg/100g
- Légumes et fruits secs : 150-250 mg/100g
- Céréales complètes : 100-150 mg/100g

Symptômes des carences profondes :

Pas de conséquences cliniques avérées

Après gastric bypass :

0 à 34% des patients à 4 ans

Supplémentation :

- Par voie orale isolé 100 mg/cp 3-4 cp par jour
- Souvent associé avec vitamine B6

Zinc

Action :

Participe à de nombreuses réactions chimiques comme cofacteur

Participe à l'immunité

Lieux et mécanisme d'absorption :
Iléon
Nécessite des lipides pour l'absorption
Besoins :
Apport journalier recommandé (AJR) : 11mg
Aliments riches en Zinc
- Viande
- Poisson
- Fruits secs

Symptômes des carences profondes :
- Irritabilité
- Léthargie
- Infertilité masculine
- Perte du goût

Après gastric bypass :
Peu documenté. Un article évoque des carences dans 30% des cas à 4 ans.
Supplémentation :
Prise orale : 15 mg par gélule à raison de 2 gélules par jour.

Sélénium

Action :

Participe à de nombreuses réactions enzymatiques

Lieux et mécanisme d'absorption :

Absorbé par tout l'intestin

Besoins :

Apport journalier recommandé (AJR) : 50-70µg/j

Aliments riches en Sélénium

- Varie en fonction de la zone géographique car dépend de la teneur dans les sols
- Noix du brésil : 15 µg/100g
- Fruits sec : 10µg/100g
- Oeuf : 10µg/50g

Symptômes des carences profondes :

- Cardiomyopathie (si régime sans sélénium, Province de Chine)
- Peu de signes avérés

Après gastric bypass :

3-15 % de déficit à 4 ans

Supplémentation :

Voie orale : 100µg par ampoule de 2 ml

Voici donc une énumération quelque peu fastidieuse des différents nutriments qui sont affectés par un By-pass Gastrique.

En règle générale, un bilan pour vérifier l'absence de carences est réalisé avant l'intervention. Dès ce moment, il est possible de détecter des carences liées aux habitudes alimentaires. Une correction des taux est nécessaire avant tout geste chirurgical.

Le bilan permettra de doser la quasi totalité des substances évoquées plus haut. Il faut cependant avertir le patient du coût d'une telle prise de sang puisque certains examens ne sont pas remboursés (Vitamine B1, Sélénium par exemple)

En post opératoire, le premier bilan sera réalisé entre le 3ème et le 6ème mois puis tous les 6 mois.

Le problème du coût se posera toujours.

La supplémentation vitaminique et micronutritionnelle pourra débuter entre le 3ème et le 6ème mois. Les difficultés d'alimentation doivent d'abord s'estomper pour permettre une prise correcte des médicaments (souvent en comprimés).

Une supplémentation par des composés multivitaminiques est possible mais ne permet pas d'éviter l'apparition de carences (simplement de les retarder). Ces composés sont à la charge du patient car non remboursés. Le coût mensuel varie de 8 à 18€, en moyenne 15€.

La plupart des vitamines ou micronutriments pour lesquels il est nécessaire de prendre une supplémentation sont remboursé en partie (de 30 à 65%)

En conclusion, tout candidat à une chirurgie de l'obésité doit être conscient de la nécessité d'un suivi à vie pour détecter et traiter les éventuelles carences. Les interventions restrictives donnent moins de déficit que les interventions de dérivation. La supplémentation vitaminique est aisée dans la plupart des cas, mais dans certains cas particuliers il peut être difficile de normaliser un taux de vitamines. Des séances de perfusions régulières ou une prise journalière de doses importantes sont alors nécessaires. Les carences profondes apparaissent chez des patients indisciplinés qui ne se soumettent pas à un suivi régulier. L'équipe médicale qui a conduit le patient à l'intervention doit le mettre au courant des risques et tout mettre en oeuvre pour faciliter les bilans réguliers. Le suivi de patients opérés d'une chirurgie de l'obésité doit être parfaitement organisé car il s'agit d'un suivi souvent multidisciplinaire avec un accès facile à une consultation de psychiatrie (psychologue ou psychiatre), d'endocrinologie, de neurologie, de chirurgie plastique et de gastro-entérologie.

Dr Michel VIX
Chirurgie digestive, endocrinienne et bariatrique.

Les déficiences ou carences nutritionnelles après by-pass gastro-jujénal ou gastrique

Par le Docteur Maxime SODJI

Le by pass gastro-jéjunal est la méthode de référence dans le traitement chirurgical de l'obésité. Elle donne d'excellents résultats sur la perte de poids, la qualité de vie, le confort alimentaire. Elle permet une amélioration des maladies associées à l'obésité (diabète, HTA...) mais aussi une diminution de la mortalité. Cependant elle engendre fréquemment des déficiences ou carences nutritionnelles nécessitant un suivi post-opératoire régulier et rigoureux.

Mécanisme

Le by pass gastro-jéjunal est une opération mixte qui combine la restriction liée au volume de la petite poche gastrique de 15 à 20 ml et la malabsorption liée au court circuit de la partie restante de l'estomac, du duodénum et des 90 à 200 cm d'intestin grêle qui ne servent plus au passage des aliments tout en continuant de sécréter des substances pour la digestion.

Il modifie donc l'anatomie et la physiologie de la partie supérieure du tube digestif à l'origine de déficiences ou de carences nutritionnelles.

Ce type de montage entraine la diminution de l'absorption des glucides, des liquides, des protéines sans cependant provoquer une dénutrition sur la partie terminale du grêle et de côlon compensent l'absorption de la partie court-circuitée.

Cependant l'absorption de certains nutriments (vitamine B12, vitamine B1, fer et calcium...) qui se fait d'une manière élective au niveau gastrique, duodénal et jéjunal ne sera pas compensée au niveau intestinal.

En plus de ces deux mécanismes (restriction, malabsorption) d'autres facteurs contribuent à engendrer des déficiences ou carences nutritionnelles après un by pass gastrique :

1- Dans la population normale et notamment chez les patients souffrant d'obésité, on observe des déficiences sub-cliniques ou cliniques en vitamine D, en vitamine C, en vitamine B9 et en vitamine B12.

2- Enfin, chez les patients opérés, certains aliments sont évités car mal tolérés (aliments difficiles à mastiquer et aliments occasionnant un dumping syndrom.

Le dumping syndrome est un ensemble de signes qui apparaissent après l'ingestion d'aliments riches en sûcres rapides (malaise, palpitations, céphalées, sueurs, nausées) précocement ou tardivement.

Déficiences ou carences

En résumé, dans les publications assez peu consensuelles après un by pass gastro-jéjunal sans complication, on note que :

1 - les déficiences ou carences protidiques sont rares et peu graves

2 - 30 à plus de 70 % des patients vont présenter des carences en vitamines B1, B9, B12, en minéraux (calcium et fer) et en oligo-éléments (sélénium, magnésium, zinc, ...).

Ces déficiences ou carences peuvent entrainer, une anémie, une ostéopénie et des complications neurologiques, une perte de cheveux, des ongles cassants…

La grossesse

En pratique, la conséquence la plus grave à craindre concerne la carence en vitamine B9.

Il faut donc rester vigilant concernant la prévention de la carence en vitamine B9 chez les jeunes femmes en âge de procréer, la vitamine B9, étant la « vitamine de la formation de l'embryon ».

En effet les besoins en acide folique sont accrus au cours de la grossesse et dans une moindre mesure, de la lactation.

Les conséquences des carences en vitamine B9 sont maintenant établies :

- un retard de croissance intra-utérin.
- des malformations (fentes labiales ou labio-palatines)
- un défaut de formation du tube neural (spina-bifida, encéphalocèle...)

La contraception pendant la période de perte de poids doit être efficace.

Il est conseillé de planifier la grossesse après la première année post-opératoire après avoir réalisé un bilan complet pour correction des éventuels déficits. Il n'existe pas de consensus sur le délai entre l'intervention et la grossesse, l'élément important est la stabilité pondérale pour éviter les risques de prématurité, de faible poids de naissance, de rachitisme, et de malformations sont augmentés en cas de carences en fer, en calcium, en vitamine D et en vitamine B9 chez la mère.

Au total :

Les risques de développer des déficiences ou carences en vitamines, en oligo-éléments et en minéraux sont donc plus élevés après le by pass gastrique qu'après le cerclage gastrique.

Le suivi post-opératoire est aussi important que l'opération.

Il doit être abordé et planifié dès la première consultation.

Le coût de la supplémentation et du bilan vitaminique doit être annoncé dès la première consultation car il n'est pas remboursé.

Il est de 12 euros en moyenne par mois pour les multivitaminées générales et de 135 euros environ tous les six mois pour le bilan biologique.

Dans les pays industrialisés, une proportion importante de la population a des apports inférieurs aux apports nutritionnels conseillés et une population non négligeable présente un statut biologique déficient pour certaines vitamines (B6, B12, B1 et C)

Après un By pass gastrique, la prévention des déficiences ou carences nutritionnelles réside dans la prescription systématique de suppléments multivitaminiques dès le premier mois post-opératoire et dans la réalisation d'un bilan biologique tous les 6 mois.

La personne obèse n'est pas forcement un « malade », la personne obèse opérée n'est plus un « malade », mais elle doit prendre des médicaments.

Il se pose alors le problème de l'observance thérapeutique qui doit être soutenue par beaucoup d'informations par tous les membres d'une structure multidisciplinaire active.

La meilleure prévention serait une alimentation équilibrée

En prévention de ces déficiences, j'insiste beaucoup sur une alimentation diversifiée et j'ai mis au point un tableau indiquant les sources alimentaires à privilégier après by pass gastro-jéjunal.

Avant le by pass gastro-jéjunal il faut donc **informer** et après le by pass gastro-jéjunal il faut **informer** et encore **informer**, ce que j'appelle « service après-vente » (réunion, internet, parrainage,…)

Docteur Maxime SODJI
Chirurgien – LIMOGES

SOURCES ALIMENTAIRES A PRIVILEGIER APRES BY-PASS GASTRO-JEJUNAL

Vitamines, minéraux et oligo-éléments	Sources alimentaires
VITAMINE B1	**Levure, germe de blé**, viandes, poissons, œufs, pain, céréales, pommes de terre, **1,3 à 1,5 mg par jour**
VITAMINE B2	**Levure, foie**, produits laitiers, viandes, poissons, œufs
VITAMINE PP	**Levure, foie**, viandes, poissons
VITAMINE B5	**Levure, foie**, viandes, œufs, produits laitiers.
VITAMINE B6	**Levure, germe de blé**, foie et rognons, viandes, poissons, céréales, légumes, fruits **2 à 2,2 mg par jour**
VITAMINE B8 ou BIOTINE	**Levure, foie**, rognons
VITAMINE B9	**Levure, foie**, épinards, légumes à feuilles vertes
VITAMINE B12	**Foie, rognons**, sources uniquement animales, viandes, poissons, œufs
VITAMINE C	**Cassis, agrumes**, kiwi, chou et chou fleur, pommes de terre
VITAMINE D	**Lait et produits laitiers, huile de foie de morue**, poissons gras, saumon cuit, sardines en conserve, foie de bœuf cuit, jaunes d'oeuf
FER	**Abats** (foie, rognons, œufs), **Viandes**, légumes verts (épinards, salade) et fruits secs
MAGNESIUM	**Céréales, épinards, fruits secs**, bananes, chocolat
ZINC	**Huîtres, viandes rouges**, volaille, haricots, noix, fruits de mer, céréales complètes, produits laitiers
CALCIUM	**Produits laitiers, œufs,** eaux minérales (Vittel), …
SELENIUM	**Noix du Brésil, Viandes, poissons**, œufs entiers, fromage, graines de sésame, germe de blé, de seigle, d'orge…
PROTEINES	**viandes, poissons,** œufs, produits laitiers demi écrémés, ...
RESUME D'ALIMENTATION VITAMINIQUE DU BY PASS	**Levure, huîtres, germe de blé, foie, abats, œufs, viandes, poissons, cassis, agrumes, kiwi, chou et chou-fleur, épinard**

Quelques notions de diététique

LES GLUCIDES

Les glucides ou hydrates de carbone (plus communément appelés sucres) sont des nutriments indispensables au bon fonctionnement du corps humain. Ils sont présents dans la nature sous plusieurs formes :

Les glucides simples, on distingue parmi eux :

- ceux qui ne contiennent qu'une seule molécule (le glucose, le fructose et le galactose). Ils sont assimilés très rapidement par l'organisme, ce sont LES SUCRES RAPIDES (coup de fouet pour l'organisme, utiles pour les efforts violents et lors des hypoglycémies)
- ceux composés de deux molécules. Les plus connus d'entre eux sont :

le saccharose (glucose + fructose) : c'est le sucre blanc fabriqué à partir de la canne à sucre ou de la betterave sucrière, le lactose (galactose + glucose) c'est le sucre du lait, et le maltose.

Les glucides complexes. Ils sont constitués d'une chaîne plus ou moins longue de molécules, CE SONT LES SUCRES LENTS (carburant de l'organisme, de l'effort sur un long terme) parmi les plus répandu :

- L'amidon présent dans les féculents, les racines et les tubercules. Pour être assimilé par l'organisme, l'amidon va être découpé en molécules de plus en plus petites, pour arriver, au stade du glucose,
- le glycogène (qui est la forme de réserve du glucose dans l'organisme, et plus particulièrement dans les muscles) a une composition très proche de celle de l'amidon,
- les fibres font également partie de la famille des glucides complexes mais se différencient de l'amidon par le fait qu'elles ne peuvent pas être décomposées par les enzymes digestives et ne fournissent aucune énergie à l'organisme.

Rôles

Les glucides ont, pour l'organisme, deux rôles différents :

- les glucides dits de 'constitution' représentent une fraction des glucides qui entre dans la composition de tissus de l'organisme,
- le rôle énergétique, les glucides apportent rapidement des calories disponibles, faciles à métaboliser.

Besoins nutritionnels

Les glucides doivent représenter 50 à 55 % de la ration énergétique totale. Ce pourcentage varie en fonction de l'activité et augmente lors de dépenses énergétiques importantes.

Il existe un besoin minimal en glucides de l'ordre de 100 à 150 g par jour pour apporter le glucose nécessaire aux organes qui en dépendent, en particulier le cerveau. Cependant, les muscles et le foie sont capables de stocker le glucose sous forme de glycogène, nous pouvons donc nous passer de glucides à certains repas, l'organisme utilise alors ses réserves. Attention ! Ces réserves ne peuvent nous fournir de l'énergie que pendant quelques heures. En effet, une faible consommation de glucides oblige l'organisme à fabriquer lui-même du glucose d'abord à partir des protéines des muscles puis à partir des graisses corporelles Ceci induit une perte de poids essentiellement au niveau des muscles mais peu au niveau de la masse grasse. Il est recommandé de privilégier les glucides complexes par rapport aux glucides simples dans les proportions suivantes :

- 2/3 de glucides complexes,
- 1/3 de glucides simples.

De plus, la consommation de produits sucrés (sucre blanc, confiserie, biscuits, chocolat) ne devrait pas dépasser 10 % de la ration énergétique totale soit 50 g de sucre pour un apport de 2000 kcal par jour. 50 g de sucre sont apportés par exemple par : 2 sucres + 1 yaourt nature sucré + 1 compote sucrée + 1 barre de chocolat.

Sources

Les aliments les plus riches en glucides complexes les pommes de terre, les céréales (blé, maïs, riz…), les farines et dérivés (pain, biscuits, pâtes, semoule…), les légumineuses (haricots secs, lentilles, fèves…)

Les plus riches en glucides simples les fruits, les légumes verts (fructose) le lait et les laitages (lactose), les produits sucrés : confiserie, confiture, pâtisserie, sucre blanc (glucose et saccharose)

Carences

Une consommation insuffisante de glucides peut engendrer :

- un état d'hypoglycémie (chute du taux de sucre dans le sang) qui se traduit par des malaises : tremblement, éblouissement, trouble de l'humeur, trouble de l'élocution, accélération du pouls, perception des battements cardiaques, sudation, fringale,...
- une fonte musculaire car l'organisme fabrique des glucides à partir des protéines du muscle.

Excès

Une consommation trop importante de glucides et notamment de sucres simples augmente l'apport calorique journalier. Si l'activité physique n'est pas elle aussi augmentée, l'organisme transforme les sucres en graisses et les stocke dans les cellules graisseuses. Cela favorise donc la prise de poids et peut conduire, à terme, à l'obésité.

LES GLUCIDES SIMPLES ou SUCRES SIMPLES

L'absorption est particulièrement rapide, en solution et lorsque le sujet est à jeun, plus de ¾ sont absorbés en moins de 45 minutes. Le glucose est un aliment énergétique privilégié puisque toutes les cellules peuvent l'utiliser. Certaines d'entre elles (cellules cérébrales, médullaires rénales et les globules rouges) ne peuvent dans des conditions normales utiliser que du glucose. Certains facteurs élèvent la glycémie :

- la surcharge alimentaire glucidique,
- l'effort musculaire violent,
- certaines hormones ou neuromédiateurs : le cortisol, l'hormone de croissance et l'adrénaline. Seule l'insuline diminue la glycémie.

Le fructose

Le fructose est ingéré sous 2 formes :

- une forme directe, représentée par le fructose des fruits et du miel,
- une forme indirecte où il est associé au glucose, représenté par le saccharose (sucre de canne ou de betterave). C'est cette forme qui est la source la plus abondante de fructose.

Son absorption est lente, environ 40 % plus lente que celle du glucose.

Le galactose

Le galactose est avec le glucose, un constituant du lactose. On le retrouve aussi dans les lipides du cerveau, ainsi que dans les végétaux. Il a une saveur sucrée assez agréable. Lors de l'absorption au niveau de l'intestin grêle, le galactose est transformé en glucose.

Le lactose

Le lactose est scindé au niveau de l'intestin grêle en glucose et galactose par la lactase. La lactase est une enzyme adaptable de telle sorte qu'un adulte qui ne consomme pas habituellement de lactose est incapable d'hydrolyser celui-ci en grande quantité. Cela explique une bonne part des intolérances du lait. On ne le trouve pas dans tous les laits de mammifères mais le lait de femme en est particulièrement riche.

Le saccharose

Le saccharose est très répandu dans la nature. C'est le «sucre de table» du fait des grandes quantités qu'on peut obtenir à partir des végétaux, en particulier à partir de la betterave et de la canne à sucre. Le saccharose est scindé dans l'intestin sous l'influence d'une enzyme, l'invertase, en glucose et fructose.

Rôles

- les glucides sont la principale source d'énergie de l'organisme. Ils représentent le seul aliment de nos cellules nerveuses : le cerveau en consomme à lui seul en moyenne 100 g par jour,

- ils participent à l'élaboration des composants du code génétique (ADN),

- ils sont indispensables à l'équilibre alimentaire,

- ce sont des transporteurs des vitamines du groupe B.

Sources

Les aliments les plus riches en glucides simples sont :

- les fruits et les légumes verts sous forme de fructose,

- le lait et les laitages sous forme de lactose,

- les produits sucrés (confiserie, confiture, pâtisserie, sucre blanc) sous forme de glucose et saccharose.

Besoins

Les glucides totaux doivent représenter 50 à 55 % de la ration énergétique totale. Ce pourcentage varie en fonction de l'activité physique et augmente lors de dépenses énergétiques importantes.

Il existe un besoin minimal en glucides totaux de l'ordre de 100 g/j, pour assurer le glucose nécessaire aux organes glucodépendants (en particulier le cerveau, les globules rouges et la médullaire rénale). Cependant, les muscles et le foie sont capables de stocker le glucose, nous pouvons donc nous passer de glucides à certains repas, l'organisme utilise alors ces réserves. Attention ! Ces réserves ne peuvent nous fournir de l'énergie que pendant quelques heures. Il est recommandé de respecter les proportions suivantes :

- 2/3 de glucides complexes (amidon, fibres),

- 1/3 de glucides simples (fructose, lactose, saccharose...).

De plus, les calories apportées par les produits sucrés (sucre, confiserie, biscuits, chocolat) ne devraient pas dépasser 10 % de la ration calorique totale ce qui représente un maximum de 50 g de produits sucrés pour une ration énergétique majeure de 2000 kcalories.

Carences

Une faible consommation de glucides oblige l'organisme à fabriquer lui même du glucose à partir des graisses et surtout à partir des protéines des muscles. Cela induit une perte de poids, essentiellement au niveau des muscles et moins au niveau de la masse graisseuse. Faute d'un apport de 100 g/j, la quantité de glucides nécessaires sera fabriquée à partir des protéines et si la situation se prolonge (après 8 à 15 jours, cela provoquera une adaptation du cerveau et une augmentation du risque cardiovasculaire.

LES FIBRES

Les fibres alimentaires sont des composants de l'alimentation qui ne sont pas digérés par les enzymes du tube digestif. Elles sont constituées de résidus fibreux non hydrolysés par les enzymes digestifs, mais en partie dégradés par la flore du colon. On peut classer les fibres alimentaires en deux catégories : Les fibres solubles telles que les pectines, les gommes et les algues, ont la capacité de se solubiliser dans le bol alimentaire et sont très bien tolérées par le tube digestif. Elles sont très souvent utilisées comme additif (épaississant, gélifiant) dans les préparations agroalimentaires :

- les pectines sont surtout présentes dans les baies et les fruits à pépins.

Elles ont un très grand pouvoir de rétention d'eau et sont capables de se transformer en gel à la cuisson,

- les gommes et algues (guar, caroube, acacia, agar, alginate).

Les fibres insolubles telles que la lignine, cellulose et certaines hémicelluloses restent en suspension (ne se mélangent pas au bol alimentaire) et concourent à augmenter le volume du contenu digestif. Un gramme de fibres insolubles peut lier 3 à 25 g d'eau.

- la lignine est surtout localisée dans la partie dure des végétaux (surtout dans les végétaux 'âgés'). Elle est complètement insoluble, dure et irritante pour l'intestin,

- la cellulose est abondante dans les légumes verts, elle est partiellement dégradée (15 %) par la flore intestinale et elle est très hydrophile (forte affinité pour l'eau),

- les hémicelluloses se trouvent essentiellement dans les plantes jeunes.

Elles sont dégradées de 60 à 85 % par la flore intestinale et elles sont également hydrophiles.

Rôles

Les fibres ont plusieurs rôles essentiels :

- elles entretiennent une flore de bonne qualité dans le colon,

- elles ont un effet important au niveau du transit intestinal : augmentent le poids et le volume des selles et réduisent donc les risques de constipation,

- elles freinent la vidange gastrique et donc ralentissent l'absorption des nutriments,

- elles ont un effet au niveau des lipides en augmentant la sécrétion fécale des sels biliaires et donc l'élimination fécale du cholestérol,

- elles provoquent un effet de satiété et retardent la sensation de faim. Ceci est particulièrement intéressant pour les personnes qui suivent un régime hypocalorique et qui doivent donc contrôler les quantités ingérées,

- elles ont un effet sur les glucides en diminuant la glycémie et les besoins en Insuline après une prise de repas ce qui est très bénéfique pour les diabétiques,

- elles préviennent les hémorroïdes ainsi que les maladies diverticulaires du colon et les cancers colorectaux. Un inconvénient : elles réduisent l'absorption des minéraux et des vitamines B ; la présence d'acide phytique dans la cuticule des céréales majore cette action.

Sources

Les céréales complètes (son, pain complet) les fruits, les légumes verts et les légumineuses sont les sources essentielles de fibres :

- les céréales complètes contiennent de 7 à 15 % de fibres,

- les légumes secs (ou légumineuses) contiennent à l'état cru environ 25 % de fibres plutôt solubles. Lors de la cuisson, la teneur en fibres (des légumineuses crues) est abaissée d'un facteur 2,5 à 3 à cause de l'hydratation,

- les légumes et les fruits ont une teneur en fibres de l'ordre de 0,8 à 3,8 %.

Environ un tiers de ces fibres sont solubles.

Besoins

D'après les nutritionnistes, il serait souhaitable d'atteindre un apport quotidien de 20 à 30 g de fibres. La consommation quotidienne d'un plat de légumes cuits, d'une crudité et d'un fruit permet de se rapprocher des apports journaliers recommandés. Cependant pour augmenter votre consommation de fibres, vous pouvez de temps en temps :

- remplacer le pain blanc par du pain complet,

- manger un plat de légumineuses (haricots, lentilles,...) 1 fois par semaine,

- prendre des fruits secs en remplacement d'un fruit 2 fois par mois.

Carences

Elles se traduisent essentiellement par un ralentissement du transit, des hémorroïdes et des cancers recto-coliques plus fréquents.

Excès

Une consommation trop importante de fibres peut provoquer :

- des désagréments intestinaux tels que des ballonnements ou des flatulences,
- une diminution de l'assimilation de minéraux tels que le calcium, le magnésium et le fer. Il est donc préférable d'augmenter ses apports de fibres très progressivement pour éviter ce type de désagréments et d'en varier les sources.

LE METABOLISME

Les aliments sont métabolisés, essentiellement par la digestion. La digestion fait dépenser des Kilocalories (Kcal) à l'organisme, c'est la thermogénèse. Plus l'aliment est digeste, plus facilement il est métabolisé et moins il fait dépenser de calories: Les glucides sont très digestes et donc vite métabolisés en énergie. Les protéines sont peu digestes, et nécessitent une plus grande dépense de calories pour être métabolisées. Sur le plan de la digestion, il paraît préférable de manger des protéines pour maigrir (ou ne pas prendre de poids), puisque ce groupe alimentaire augmente les dépenses caloriques de l'organisme. L'organisme a besoin de 60 à 65% de glucides / 20 à 25% de protéines /10 à 15% de lipides. C'est un pourcentage à respecter pour avoir un repas équilibré. Les protéines ou les lipides peuvent se transformer en glucides, par la fonction néoglycogénique du foie, si l'organisme ne reçoit pas assez de glucides pour ses besoins en énergie. Les glucides se transforment en graisses, par la sécrétion d'insuline, lorsqu'ils sont ingérés en trop grande quantité. Il en va de même pour les protéines, dont les acides aminés se transforment alors en acides gras.

Les bases de diététiques sont :

- Glucides
- Protides
- Lipides
- Sels Minéraux

- Vitamines

- Les aliments sont souvent un mélange de Glucides + Protéines + Lipides + Sels + Vitamines

Le meilleur carburant est le glucide (exp: sportif qui mange des glucides avant une compétition)

Le meilleur matériau est la protéine (pour la construction musculaire) Les lipides construisent le tissu graisseux et apportent des vitamines essentielles; le tissu graisseux est une réserve d'énergie, utilisable en cas de manque d'apport calorique.

LES CALORIES

L'unité employée en nutrition est la kilocalorie (1 kcal = 1000 calories) ou le kilojoule (kJ) sachant que 1 kJ = 4,18 kcal.

Le kilojoule est l'unité de mesure internationale mais en langage courant on parle de calories.

Rôles

Les calories apportées par les aliments doivent compenser nos dépenses :

- les dépenses de base (circulation -sanguine, respiration, température, renouvellement de nos cellules...),

- les dépenses liées au travail musculaire,

- les dépenses spécifiques liées à la croissance, la grossesse, l'allaitement...

- les besoins particuliers liés à certains états de santé (cicatrisation...) et ceux du fumeur,

- les dépenses liées à la digestion et à l'assimilation des aliments.

Si l'énergie absorbée est égale à l'énergie dépensée : le poids est stable.

Si l'énergie absorbée est supérieure à l'énergie dépensée : il y a prise de poids.

Si l'énergie absorbée est inférieure à l'énergie dépensée : il y a amaigrissement.

<u>Sources</u>

Les calories sont apportées par les aliments sous forme de :

- protéines : 1 gramme de protéine apporte 4 kcal ou 17 kJ,
- glucides : 1 gramme de glucide apporte 4 kcal ou 17 kJ,
- lipides : 1 gramme de lipide apporte 9 kcal ou 37 kJ,
- alcool : 1 gramme d'alcool apporte 7 kcal ou 29 kJ.

<u>Remarque</u> : L'eau, les vitamines et les minéraux ne fournissent pas de calories.

Besoins

Une alimentation équilibrée doit nous maintenir à notre poids idéal. Nos besoins sont variables d'une personne à une autre selon l'âge, la taille, le poids, la masse musculaire, l'ossature, l'activité physique,... et selon le propre métabolisme de base de chacun. Notre activité étant de plus en plus sédentaire, ces valeurs sont souvent surestimées.

LES CALORIES NEGATIVES

Il est intéressant de savoir qu'une ou plusieurs journées de jeûne s'avèrent moins efficace sur le plan de la perte de poids, que la consommation d'aliments apportant ce que l'on nomme des « calories négatives ». Le jeûne, ou autres privations, vont provoquer une réaction réflexe de l'organisme. Principalement une constipation, un mal être général, et une mise en « mode stockage », c'est-à-dire que le corps va réagir à cette diète, en gardant tout, situation qui va s'aggraver lors de la reprise d'aliments. Cette pratique est illusoire, car lors des premières heures du jeûne, on a une certaine euphorie, et le sentiment d'être efficace, car on se sent le ventre creux. Pour exemple, si l'on perd 3 kilos en 3 jours, il faut savoir que l'on reprendra 50% de ce poids dès la reprise de l'alimentation de régime.

Explication : pour assimiler certains aliments, l'organisme va dépenser plus d'énergie, que l'aliment en question n'apportera de réserves, en clair, plus on consommera de ces aliments, plus on perdra du poids. Attention, cela n'est qu'une théorie, valable sur un ou deux jours par semaine avec certains aliments et pour certaines personnes dans un contexte d'activité professionnelle précise. De toute façon, pas sur le long terme. Ce procédé, utilisé ponctuellement et dans le cadre d'un régime et d'une hygiène alimentaire correctement menés, pourra palier à une stagnation momentanée du poids.

Quelques exemples d'aliments : artichaut, aubergine, betterave, brocoli, chou-fleur, concombre, petits pois, laitue, champignons, épinards, navets.

DEFINITION DU METABOLISME DE BASE ou dépense énergétique de repos (DER)

Le métabolisme de base correspond à la dépense énergétique au repos soit la DER. Il s'agit de calories que dépense l'organisme pour faire fonctionner ses organes vitaux :

- dans une situation de repos musculaire (couché ou confortablement installé),

- à température neutre 20°C - 25°C (sans lutter contre le froid ou le chaud),

- à jeun,

- au calme émotionnel.

On distingue deux compartiments corporels, la masse grasse et la masse maigre. On peut mesurer la quantité de masse maigre grâce à l'impédancemétrie. On obtient donc une estimation de la masse maigre et on peut en déduire la masse grasse. Seule la masse maigre (muscle, os...) dépense de l'énergie, la masse grasse est inerte. La DER peut être estimée à environ 30 calories par kilo de masse maigre :

Deux personnes de même âge, de même sexe, de même taille et de même poids peuvent avoir une DER différente selon leur masse musculaire. La personne plus musclée aura une DER supérieure à l'autre donc des besoins caloriques supérieurs. Les dépenses énergétiques évoluent en fonction de l'activité physique.

On définit 3 niveaux caloriques correspondant aux 3 types d'activité : faible, moyenne et élevée.

- une activité faible (vie sédentaire, travail assis, au bureau)

- une activité moyenne (marche, petit déplacement...)

- une activité élevée (déplacement de charge lourde, travail physique intense).

Dans la pratique d'un sport, l'organisme a un besoin accru de calories, qu'il va chercher dans ses réserves de la manière suivante : les 20 premières minutes d'activité physique, le corps brûle surtout ses réserves de sucres pour assurer l'effort musculaire. Après 20 minutes, le corps commence à puiser dans les graisses qui vont fondre. L'activité sportive a surtout pour objectif d'augmenter la tonicité, l'endurance, voir dans certains sports, la masse musculaire, car la dépense d'énergie est peu significative et ne justifie en général pas une prise alimentaire supplémentaire (sauf pour la prise de masse où l'apport protidique est primordiale) Dans l'objectif d'une perte de poids, il est bien évidement déconseillé de compenser les dépenses énergétiques par une augmentation de l'alimentation, le but étant d'éliminer les stocks.

Variation des besoins

Pour un grand nombre de personnes, le métabolisme peut être abaissé en fonction de différents paramètres tels que certaines maladies, les dérèglements hormonaux (la ménopause chez la femme) certains traitements antidépresseurs ou de chimiothérapie, le stress, la fatigue, le manque de sommeil.... L'organisme se protège contre toutes ces agressions en réduisant ses dépenses.

L'activité sportive permet non seulement d'augmenter la masse musculaire mais elle est également un excellent anti-stress, ce qui permet de réguler le métabolisme.

Carences

Si l'apport calorique alimentaire est inférieur aux besoins et ceci de manière prolongée, il y a un amaigrissement qui est le résultat d'une fonte de masse grasse. Si l'apport protéique est insuffisant ou si l'amaigrissement se prolonge, il y a une fonte musculaire associée. A long terme, l'organisme s'adapte à ce nouvel apport calorique, stabilise l'amaigrissement en économisant au maximum ses ressources. On arrive à une situation paradoxale : 'moins on

mange, moins on maigrit'. Si cet apport calorique insuffisant dure longtemps, on voit apparaître tous les signes de dénutrition avec de multiples carences.

Excès

Si l'apport calorique alimentaire est supérieur aux dépenses, le principal risque est une prise excessive de poids conduisant à l'obésité.

L'EAU

L'eau ne fait pas maigrir, mais elle représente une aide appréciable lorsque l'on souhaite conserver sa silhouette et perdre du poids. Voilà pourquoi il est souhaitable d'augmenter sa consommation d'eau. En cas de régime, boire de l'eau est essentiel pour plusieurs raisons et elle n'apporte aucune calorie. Elle draine les déchets métaboliques liés à l'amaigrissement et elle remplace le grignotage par la prise répétée de petites gorgées, car elle procure une sensation d'estomac plein et un léger effet coupe-faim Buvez au moins 1,5 litre d'eau minérale par jour. Encore plus s'il fait chaud, ou si vous pratiquez une activité physique. Buvez de préférence à la bouteille, on boit d'avantage qu'au verre, pensez aux eaux aromatisées sans calories, Obligez vous à boire, même sans soif, en ayant en permanence une bouteille d'eau à portée de main, pour en faire un geste de routine. Préférez une eau fraîche ou à température ambiante, car l'eau glacée peut provoquer des maux d'estomac. Pour savoir si vous êtes bien hydraté : vos urines doivent être claires et abondantes. Si elles sont foncées, il faut boire plus.

LE FER

Le fer est un minéral indispensable à la vie : 30 % du fer de l'organisme est stocké dans le foie, la rate, la moelle osseuse et 70 % du fer de l'organisme est fonctionnel. Il est indispensable à beaucoup de fonctions vitales. Il permet la constitution de l'hémoglobine des globules rouges et donc assure le transport d'oxygène des poumons vers les organes. Il intervient dans l'efficacité des défenses immunitaires et permet la constitution de la myoglobine, protéine responsable de l'oxygénation des muscles. Le fer se trouve dans les aliments sous deux formes :

- la forme héminique présente essentiellement dans les aliments d'origine animale,
- la forme non héminique présente sous cette forme essentiellement dans les végétaux.

Les aliments contenant le plus de fer : du pigeon, le boudin, le foie, une douzaine d'huîtres, la viande en générale, les œufs, le poisson, les lentilles cuites, les épinards Afin d'optimiser l'absorption du fer on peut consommer un aliment riche en fer heminique et un autre non héminique

Par exemple pour bénéficier du fer des épinards, il est préférable de les accompagner d'un steak. La quantité de fer absorbée peut être multipliée de 3 à 7 fois en présence d'aliments riches en vitamine C. Il est donc recommandé de consommer un fruit frais ou en jus au repas. L'absorption du fer est au contraire diminuée par une trop grande absorption de thé et de café.

Carences

Elle se traduit par :

- un état de fatigue,
- une anémie,
- des troubles au niveau de la peau, des ongles et des cheveux.

La diététique ne peut alors assurer à elle seule la réparation du déficit.

Il faut compléter par l'administration de médicaments

LA VITAMINE D

La Vitamine D, aussi appelée Calciférol ou encore vitamine antirachitique, est une vitamine liposoluble (soluble dans les graisses). Elle est donc apportée par certains aliments 'gras'. Elle joue un rôle dans le métabolisme du calcium et du phosphore. Elle participe :

- à l'ossification,
- à la différenciation des globules blancs essentiels à la réponse immunitaire,

- à la synthèse d'agent de défense contre les virus,
- à la croissance des cellules de la peau,
- au fonctionnement musculaire,
- au contrôle de la synthèse d'insuline par le pancréas
- à la concentration de calcium dans le lait au niveau de la glande mammaire,
- au transport du calcium vers le fœtus au niveau du placenta,

Sources

La vitamine D provient de deux sources, leur importance varie selon les conditions climatiques et les habitudes alimentaires. La synthèse cutanée est la principale source de vitamine D pour l'organisme par l'action des rayons ultraviolets du soleil. Les principales sources alimentaires sont : l'huile de certains poissons, les poissons gras, les œufs, le lait, le beurre, la viande, le foie en contiennent de petites quantités.

Besoins

Il est difficile d'établir un apport conseillé journalier compte tenu de la synthèse cutanée. Les personnes en bonne santé, s'exposant à la lumière ont des besoins alimentaires très faibles. En effet, l'enfant et l'adulte pratiquant un sport de plein air ont une synthèse endogène de vitamine D couvrant leurs besoins, mais il faut une exposition de la face et des mains de plus d'un quart d'heure par jour pour entretenir une teneur vitaminique correcte. Or, comme c'est rarement le cas dans les pays tempérés, les nutritionnistes ont défini des apports recommandés en vitamine D.

Carences

Il existe plusieurs degrés de carence :

-La carence minime

La vitamine D jouant un rôle primordial dans le métabolisme phosphocalcique, sa carence peut entraîner des modifications des taux sanguins de la calcémie. Ces signes biologiques peuvent s'accompagner de faiblesse musculaire, de tétanie et d'une augmentation des risques d'infection.

- La carence totale

Elle entraîne chez l'adulte l'ostéomalacie qui se manifeste par des douleurs osseuses et musculaires et intervient sur l'os formé.

LES LIPIDES

Les lipides (ou graisses) sont des nutriments indispensables au bon fonctionnement du corps humain. Pour être transportés dans le sang, les lipides sont associés à des protéines spécifiques pour former les lipoprotéines.

On peut distinguer :

- les lipides simples : les triglycérides et le cholestérol,
- les lipides complexes : les phospholipides dont la lécithine.

Les lipides sont constitués d'acides gras.

Rôles

- ils sont une source importante d'énergie (1 g de lipides libère 9 Calories),
- ils peuvent être utilisés immédiatement ou mis en réserve dans les cellules graisseuses,
- ils transportent les vitamines liposolubles (A, D, E, K),
- ils ont un rôle plastique très important dans la structure des membranes cellulaires,
- ils rentrent dans l'élaboration de nombreuses hormones, dans l'expression des gènes, les fonctions reproduction et épidermique.

Sources

Les lipides se présentent dans notre alimentation sous deux formes :

- Les lipides visibles : ce sont les matières grasses d'assaisonnement et de cuisson.

Elles sont d'origine animale (beurre, crème fraîche,...) ou d'origine végétale (huiles, margarines),

- Les lipides invisibles (connus également sous le terme de graisses cachées) : ce sont les graisses de constitution de certains aliments d'origine animale tels que les viandes, charcuteries, fromages,... ou d'origine végétale tels que noix, cacahuètes, avocat…

La plupart des lipides d'origine animale sont riches en acides gras saturés alors que les lipides d'origine végétale sont souvent riches en acides gras insaturés. Des exceptions existent : les graisses des volailles (canard, oie,...) et celles des poissons (saumon, hareng,...) sont surtout riches en acides gras insaturés, tandis que les huiles de palme et de coprah (huile de noix de coco) sont riches en acides gras saturés.

Besoins

Les calories apportées par les lipides doivent représenter 30 à 35 % de la ration calorique totale. De plus, il existe un besoin qualitatif en acides gras essentiels.

Carences

Une carence en acides gras essentiels peut entraîner des troubles de l'organisme.

Excès

Une consommation trop importante ou déséquilibrée favorise les maladies telles que l'obésité, le diabète gras, l'hypercholestérolémie, les maladies cardiovasculaires,...

LES ACIDES GRAS

Ce sont des constituants très importants des lipides (graisses). Ils permettent de différencier les graisses entre elles, en leur donnant des caractéristiques spécifiques. Les acides gras se différencient entre eux en fonction de leur structure chimique.

On distingue :

- les acides gras saturés avec aucune double liaison,
- les acides gras mono-insaturés avec une double liaison,
- les acides poly-insaturés avec plusieurs doubles liaisons.

Les graisses réagissent différemment à la chaleur en se dégradant plus ou moins vite, donnant naissance à des acides gras et des produits toxiques irritants, peu digestes et de saveur désagréable.

Températures critique des principales graisses alimentaires Huile d'olive 220 °C

Huile d'arachide 220 °C

Saindoux 180 °C

Huile de coprah (coco) 180 °C

Huile de tournesol 170 °C
Huile de soja 170 °C
Huile de colza 160 °C
Huile de maïs 160 °C
Margarine 150 °C
Beurre 110 °C

Rôle

Le rôle des acides gras varie selon s'ils sont saturés, mono-insaturés ou poly-insaturés.

Sources

Il existe 2 sources :

- les acides gras contenus dans les lipides alimentaires,
- les acides gras provenant de la fermentation microbienne dans l'intestin et les acides gras synthétisés dans le foie.

Besoin

La répartition idéale en acides gras devrait être :

- ¼ d'acides gras saturés,
- ½ d'acides gras mono-insaturés,
- ¼ d'acides gras poly-insaturés.

Carences

Une carence en acides gras est différente selon qu'ils sont saturés, mono-insaturés ou poly-insaturés.

Excès

Une consommation excessive d'aliments riches en acides gras favorise une prise de poids pouvant conduire à l'obésité, comme toutes les autres graisses.

LES ACIDES GRAS MONO-INSATURES

Les acides gras mono-insaturés sont des constituants des lipides. Les matières grasses contenant des acides gras mono-insaturés sont liquides à température ambiante. Elles sont relativement stables à la chaleur.

Rôles

Ils ont plusieurs rôles :

- comme source d'énergie,
- dans le système nerveux,
- dans la protection contre les maladies cardiovasculaires…

Les acides gras mono-insaturés ont une influence sur le taux de cholestérol sanguin.

Ils sont reconnus pour abaisser le 'mauvais cholestérol' (cholestérol des LDL) et pour augmenter le 'bon cholestérol' (cholestérol des HDL).

Sources

Les acides gras mono-insaturés se retrouvent en grande quantité dans l'huile d'olive mais il est également présent dans l'huile de colza, d'arachide, les noisettes, les amandes, l'avocat, la graisse d'oie, les viandes et poissons gras et les charcuteries.

Besoin

Ils sont synthétisés par l'organisme. L'apport recommandé en acides gras mono-insaturés représente la moitié des graisses totales.

Carences

Une carence totale en acides gras mono-insaturés est très rare car tous les corps gras utilisés en alimentation humaine en contiennent en quantité variable.

Excès

Une consommation exclusive d'acides gras mono-insaturés entraîne :

- un déséquilibre en acides gras,
- une carence en acides gras essentiels.

De plus, une consommation excessive de matières grasses riches en acides gras mono-insaturés favorise comme toutes les graisses, une prise de poids pouvant conduire à l'obésité.

LES ACIDES GRAS POLY-INSATURES

Les acides gras poly-insaturés sont des constituants des lipides. Les matières grasses contenant une grande proportion d'acides gras poly-insaturés, sont liquides à température ambiante, mais cependant, elles sont peu stables à la chaleur.

Rôles

Les acides gras poly-insaturés jouent de nombreux rôles dans :
- la construction et le maintien des membranes des cellules, de la peau, des cellules nerveuses et de la rétine,
- la synthèse des hormones et les différents processus enzymatiques,
- le système immunitaire,
- la pression artérielle…

Sources

La plupart des acides gras poly-insaturés peuvent être synthétisés par l'organisme, à l'exception de 2 acides gras poly-insaturés qui doivent être obligatoirement apportés par l'alimentation. On les appelle les acides gras essentiels. On distingue 2 familles d'acides gras essentiels :

- les oméga 6 qui sont particulièrement abondant dans les huiles de noix, de tournesol, de soja, de pépins de raisins ou de maïs et les volailles grasses (tel que le canard),

- les oméga 3 qui sont surtout présents dans les huiles de noix, de soja et de colza et les poissons gras (tels que le saumon, le thon, la sardine, le maquereau ou le hareng).

Parmi les oméga 3, il existe des acides gras particuliers (EPA et DHA), présents dans les poissons gras (saumon, sardines, maquereau, hareng,…), qui ont un effet protecteur pour les artères. En effet, les esquimaux, grand consommateurs de poissons gras, ne sont presque jamais atteints de maladies cardio-vasculaires

Besoin

L'apport recommandé en acides gras poly-insaturés est de ¼ des graisses totales.

De plus, il existe des besoins spécifiques en acides gras essentiels.Pour couvrir vos besoins journaliers en acides gras essentiels, vous pouvez consommer :

- 1 à 2 cuillères à soupe d'huile végétale riche en acide gras poly-insaturés (l'huile de tournesol, de colza ou de soja) par jour,

- et 100 à 150 g de poisson gras par semaine.

Carences

Une carence en acides gras poly-insaturés entraîne une carence en acides gras essentiels, d'où des troubles :

- cardiovasculaires et neurologiques,
- cutanés (sécheresse de la peau, vieillissement prématurés des cellules),
- de la vision,
- de la coagulation sanguine,
- de la reproduction,
- de cancer…

Excès

Il semblerait qu'une consommation exclusive d'acides gras poly-insaturés augmenterait le risque d'athérome et l'oxydation des lipoprotéines (transporteurs du cholestérol).Il est donc nécessaire de consommer différentes huiles, pour garder un bon équilibre en acides gras (¼ de poly-insaturés, ½ de mono-insaturés, ¼ de saurés).De plus, une surconsommation de graisses riches en acides gras poly-insaturés, favorise comme toutes les graisses, une prise de poids pouvant conduire à l'obésité

LES ACIDES GRAS SATURES

Les acides gras saturés sont des constituants des lipides.Plus une graisse contient d'acides gras saturés, plus elle est solide à température ambiante (ex : beurre, saindoux, Végétaline®,...).Ils sont particulièrement stables à l'air ou à la lumière, c'est à dire peu sensibles au rancissement.

Rôles

Ils représentent une source d'énergie importante (1g libère 9 kcal) et véhiculent les vitamines liposolubles (vitamine A, D, E, K).

Sources

Ils sont surtout apportés par les graisses animales (beurre, crème fraîche, saindoux, graisse de bœuf,...), la margarine ordinaire, les charcuteries, les viandes grasses (mouton, agneau, porc,...), les produits laitiers non écrémés (lait entier, fromage,...). Ils sont également apportés par certaines graisses végétales (la Végétaline®, huile de noix de coco).

Besoin

Il n'y a pas de réel besoin en acides gras saturés car l'organisme peut en fabriquer à partir des glucides (sucres). Cependant, certains aliments, riches en acides gras saturés, sont également riches en vitamine A (tel que le beurre), vitamine D (tel que l'œuf, le beurre, le lait,...) ou en calcium (tel que les produits laitiers). Par conséquent, leur présence est justifiée dans le cadre d'une alimentation équilibrée. L'apport recommandé en acides gras saturés est de ¼ des graisses totales.

Carences

Une élimination totale des aliments riches en acides gras saturés de l'alimentation entraîne une carence en vitamines A et D et en calcium.

Excès

Une consommation excessive d'aliments riches en acides gras saturés favorise :

- un déséquilibre en acides gras,
- les risques de maladies cardiovasculaires par augmentation du «mauvais cholestérol» (cholestérol des LDL),
- une prise de poids pouvant conduire à l'obésité, comme toutes les autres graisses...

LE CHOLESTEROL

Le cholestérol est un constituant des lipides. Il est présent dans de nombreux tissus mais il est concentré essentiellement dans le cerveau et la moelle épinière. Il est transporté dans le sang par de grosses molécules qu'on appelle 'les lipoprotéines'.

On distingue 2 types de lipoprotéines :

- Les LDL (low density lipoproteins) : elles transportent le cholestérol du foie aux organes. Quand le cholestérol est en excès, il s'accumule sur les parois des vaisseaux sanguins et il devient dangereux pour l'organisme : on l'appelle 'le mauvais cholestérol'.

- Les HDL (high density lipoproteins) : elles transportent le cholestérol en sens inverse et empêche la fixation de celui ci dans les tissus et les parois des vaisseaux sanguins : on l'appelle le 'bon cholestérol'.

Rôles

Le cholestérol joue un rôle fondamental dans :

- la structure des membranes cellulaires,
- la production de nombreuses hormones (ex : hormones sexuelles),

- la constitution des sels biliaires (qui sont nécessaires à la digestion des lipides),

- la synthèse de la vitamine D3 au niveau de la peau sous l'influence des rayons UV du soleil.

Sources

Environ 70 % du cholestérol est endogène, c'est à dire qu'il est fabriqué par l'organisme au niveau du foie et de l'intestin. Le reste est apporté par l'alimentation. Les sources de cholestérol alimentaire sont uniquement d'origine animale : abats, graisses animales (beurre, lard, saindoux, crème fraîche,...), charcuteries, jaunes d'œufs, crustacés, fromages et viandes. L'aliment le plus riche en cholestérol est sans conteste la cervelle d'agneau.

Besoins

L'apport endogène de cholestérol est normalement suffisant pour couvrir les besoins de l'organisme. Plus l'alimentation est pauvre en cholestérol, plus l'organisme en synthétise et inversement. Cependant, pour limiter les risques de maladies cardiovasculaires, il est souhaitable de ne pas dépasser un apport de 1000 mg par jour. Chez les personnes ayant d'importants troubles cardiovasculaires et/ou une hypercholestérolémie sévère, on essaie de ne pas apporter plus de 300 mg de cholestérol par jour.

Carence

Il n'y a pas de carence en cholestérol car l'organisme le synthétise en quantité suffisante.

Excès

Normalement le cholestérol excédentaire est éliminé par les fèces. Cependant, une surcharge en cholestérol alimentaire peut favoriser :

- son dépôt dans les artères,
- le risque de maladies cardiovasculaires.

Les aliments dits 'hypocholestérolémiants' Ce sont des aliments qui auraient la faculté de faire baisser le taux de cholestérol sanguin et qui seraient donc protecteurs des maladies cardiovasculaires. On distingue parmi eux :

- les huiles végétales et margarines riches en acides mono-insaturés (ex : huile d'olive...),
- les huiles végétales et margarines riches en acides gras poly-insaturés oméga 6 (ex: soja, tournesol, colza,...),
- les poissons gras riches en acides gras poly-insaturés oméga 3 (ex : saumon, thon, sardine, maquereau,...),
- les végétaux riches en fibres solubles comme les pectines (ex : les fruits à pépins...),
- les antioxydants :

vitamine C : crudités, agrumes, kiwi, mangue, goyave, cassis, fraises,

vitamine E : surtout les huiles de tournesol, de soja et de germes de blé, mais aussi de colza, de maïs,

bêta-carotène : pigment des fruits et légumes (orange, mangue, abricot, épinards, melon, carottes, tomates, partie verte des feuilles, endives),

sélénium : poissons, viandes, volailles et céréales complètes,

stérols : huiles végétales, fruits et légumes.

LES TRIGLYCERIDES

Les triglycérides représentent la partie la plus importante des graisses alimentaires, ils sont composés de 3 molécules d'acides gras.

Rôles

Les triglycérides sont essentiels dans le métabolisme :

- leur apport énergétique est important (9 kcal / g contre 4 kcal / g pour les glucides et les protéines),
- ils représentent le constituant principal des réserves lipidiques (tissu adipeux ou masse graisseuse).

Sources

Les sources de triglycérides correspondent aux sources des acides gras dont ils sont formés.

Besoins

Les besoins en triglycérides correspondent aux besoins en lipides.

Carences

Une carence en triglycérides entraîne une carence en acides gras.

Excès

Une hypertriglycéridémie correspond à un taux élevé de triglycérides dans le sang.

Un excès de triglycérides correspond à une alimentation trop riche en lipides.

Les protéines

Définition

Les protéines furent découvertes par le chimiste Hollandais Gerhard Mulder (1802-1880). Le terme protéine vient du grec ancien : prôtos qui signifie premier, essentiel.

Ceci fait probablement référence au fait que les protéines sont indispensables à la vie et qu'elles constituent souvent la part majoritaire du poids secs des cellules. Une autre théorie, moins probable, voudrait que protéine fasse référence au Dieu Grec Protée qui pouvait changer de forme à volonté. Les protéines adoptent en effet de multiples formes et assurent de multiples fonctions. Mais ceci ne fut découvert qu'au cours du XXe siècle.

Les protéines sont des chaînes d'acides aminés. Les acides aminés sont constitués d'azote, de carbone, d'hydrogène et d'oxygène. Certains contiennent également du soufre et du phosphore.

Les protéines sont de grandes molécules constituées de nombreux acides aminés reliés entre eux pour former de longues chaînes. Les protéines peuvent également comprendre des sucres et des lipides.

Besoins :

Le corps humain a besoin de 20 acides aminés pour fabriquer (ou synthétiser) ses milliers de protéines : 12 sont produites par le corps même et 8 proviennent de notre alimentation. Certaines protéines aident à structurer des cellules et des tissus organiques. Les hormones, les anticorps et les enzymes sont des protéines. Le besoin quotidien est de l'ordre de 1 à 2 grammes par kilo de poids corporel.

Rôles :

Les différentes protéines ont toutes des fonctions différentes et très spécifiques; elles peuvent fabriquer (les cheveux, les ongles), digérer (enzymes de l'estomac), détoxifier les poisons ou aider à combattre les maladies. Les protéines sont des composantes majeures de presque toutes les membranes cellulaires; elles ont un rôle important à jouer en contrôlant la manière dont les substances passent par ces membranes.

Les protéines qui sont des enzymes sont des catalyseurs pour les réactions biochimiques. Les protéines qui sont des anticorps réagissent aux substances étrangères pour se porter à la défense du corps.

Dans l'alimentation, les protéines sont désagrégées durant la digestion à partir de l'estomac. C'est là que les protéines sont hydrolysées pour fournir des acides aminés pour l'organisme, y compris ceux que l'organisme n'est pas capable de synthétiser. La plupart de la digestion des protéines a lieu dans le duodénum. Presque toutes les protéines sont absorbées quand elles arrivent dans le jéjunum et seulement 1% des protéines ingérées se retrouvent dans les fèces. Certains acides aminés restent dans les cellules et sont utilisés pour la synthèse de nouvelles protéines, y compris certaines protéines intestinales constamment digérées, recyclées et absorbées par l'intestin grêle.

Sources :

En tant qu'êtres humains, il nous faut des protéines dans notre alimentation pour nous sustenter en acides aminés essentiels (7 sont indispensables à la vie des cellules) que nos corps sont incapables de fabriquer.

On trouve des protéines dans de nombreux aliments. On distingue les protéines animales et les protéines végétales.

- la viande, la volaille, le poisson, le blanc d'œuf
- le soja, le tofu
- le lait et tous les produits laitiers*
- les légumes et les légumes secs, haricots et les lentilles
- les céréales, le pain, le riz et les pâtes
- les noix, amandes, cacahuètes, pistaches
- fruits de mer

* A noter que pour ce qui concerne les yaourts (nature) que la teneur la plus importante en protéines se trouve dans le lactosérum. Le lactosérum c'est ce liquide opaque qui se trouve à la surface de votre yaourt, visible lorsque vous l'ouvrez. Le problème est que 8 personnes sur 10, versent ce liquide dans l'évier avant de consommer le yaourt. Un conseil, brassez ce liquide avec le yaourt, ou mieux, si vous le pouvez, buvez le.

Dernière précision, les protéines en poudre pour les athlètes et sportifs de haut niveau, sont constituées à partir, soit de blanc d'œufs, soit de lactosérum…

Carences :

Il n'y a pas de véritables carences en protéines.

Excès :

Un apport important de protéines issues d'une alimentation riche en viande, foie, rognons (abats) contenant de la purine, va fatiguer vos reins. Cette molécule en excédant dans l'organisme, peut-être à l'origine d'une crise de goutte. Quant aux protéines libérées de purine, prises en complément de l'alimentation chez le sportif, sous forme de poudre à diluer avec du lait ou de l'eau, elles sont catabolisées en grande partie, et éliminées par les urines, fatiguant là aussi les reins.

Dictionnaire des vitamines

LES VITAMINES

Définition

Une vitamine est une substance organique, essentielle à la vie, sans valeur énergétique, que l'être humain ne peut synthétiser ou tout du moins pas en quantité suffisante. Il existe 13 vitamines. Elles sont scindées en 2 groupes, en fonction de leur solubilité dans les lipides ou dans l'eau :

Les vitamines liposolubles (solubles dans les graisses) : vitamines A, D, E et K, Les vitamines hydrosolubles (solubles dans l'eau) : vitamine C et toutes les vitamines du groupe B.

Rôles

Les vitamines sont indispensables au bon fonctionnement de l'organisme. Elles entrent dans de nombreuses réactions chimiques permettant l'utilisation des divers nutriments absorbés (protéines, lipides, glucides).

Sources

On les trouve dans de nombreux aliments (animaux et végétaux), inégalement répartis selon leur nature.

Besoins

Un apport alimentaire est donc nécessaire, car une privation d'apport conduit à des syndromes de carence (troubles physiques et physiologiques).

Certaines vitamines peuvent être stockées par l'organisme en vue d'un usage ultérieur, d'autres, en revanche, doivent être fournies quotidiennement.

Les besoins en vitamines dépendent de différents critères :

- l'état de santé de l'individu,
- la ration alimentaire (le besoin en vitamines du groupe B croît avec l'apport énergétique, notamment en glucides),
- l'âge,
- le sexe,
- certains états physiologiques spécifiques : grossesse, allaitement…
- l'activité physique (sportif),
- et le mode de vie (ex : un fumeur a des besoins accrus en vitamine C).

Les quantités de vitamines nécessaires sont extrêmement faibles, variant du micro gramme au milligramme.

La vitamine A
La vitamine B1
La vitamine B2
La vitamine B5
La vitamine B6
La vitamine B9
La vitamine B12
La vitamine C
La vitamine D
La vitamine E
La vitamine H
La vitamine K
La vitamine PP

LA VITAMINE A

<u>Définition</u>

La Vitamine A est une vitamine liposoluble (soluble dans les graisses). Elle est donc apportée par certains aliments 'gras'. On la trouve essentiellement sous deux formes :

La provitamine A ou bêta-carotène dont une partie est transformée dans le foie en vitamine A, le reste est stocké tel quel dans les tissus adipeux (leur donnant une couleur jaune qui disparaît rapidement si l'on stoppe la consommation de bêta-carotène). Elle est présente dans les aliments d'origine végétale, La vitamine A à l'état pur, est surtout présente dans les aliments d'origine animale.

<u>Rôles</u>

La vitamine A est un antioxydant et joue un rôle dans :

- la vision crépusculaire (adaptation à l'obscurité),
- le maintien en bon état de la peau et des muqueuses, en favorisant notamment la sécrétion de mucus,
- la prévention des cancers de la peau,
- la croissance,
- la lutte anti-infectieuse et immunitaire.

<u>Sources</u>

Le bêta-carotène est surtout présent dans les légumes et les fruits colorés (jaune, vert ou orange) : carottes, abricot, mangue, épinard, potiron, brocoli, chou, salade verte, melon, pêche,...Les teneurs en bêta-carotène des légumes et des fruits dépendent de leur maturité et de la saison. La vitamine A se trouve essentiellement dans les aliments d'origine animale : huile de foie de morue, foie de poisson, foie de boucherie, lait et fromage non écrémés, beurre, œufs (jaune) et les poissons (surtout les sardines et les anguilles).

Sensibilité et stockage

La vitamine A est stockée dans le foie.

Le bêta-carotène peut perdre de son activité :

- lors du stockage (sous l'effet de la lumière, de l'oxygène et des enzymes),

- lors de la déshydratation des aliments.

En revanche, la congélation permet de conserver son activité.

La vitamine A peut perdre de son activité et être détruite par oxydation à l'air (rancissement), surtout en présence de lumière et de chaleur. La présence d'antioxydants tels que la vitamine E, protège la vitamine A. Elle reste cependant assez stable à la cuisson (perte maximale d'environ 15 %).

Besoins

Les apports recommandés en bêta-carotène sont actuellement confondus avec ceux de la vitamine A.

Cependant, les apports recommandés actuels précisent que le bêta-carotène devrait représenter 60 % de l'activité vitaminique

A, soit entre 2,9 mg et 3,6 mg par jour, pour les adultes selon le sexe. Les apports nutritionnels quotidiens conseillés en vitamine A varient selon le type de population.

Carences

Dans les pays développés, la carence est pratiquement inexistante. Cette vitamine étant stockée dans le foie. Chez la plupart des adultes, les réserves dans le foie sont capables de couvrir les besoins de l'organisme pour une ou deux années. Les manifestations cliniques de carence ne sont pas dues à des carences d'apport alimentaire mais ne s'observent que dans des situations particulières :

- pathologies digestives chroniques (affections hépatiques, gastro-intestinales, pancréatique,...),
- alcoolisme chronique,
- maladies génétiques. La carence en vitamine A est surtout répandue et grave chez les enfants des pays en voie de développement, où elle est la cause principale de cécité.

Les symptômes de carence sont :

- diminution de l'acuité visuelle dans la pénombre, voire une cécité partielle ou totale en cas de carence grave,
- apparition de lésions cutanées (sécheresse de la peau),

- plus grande susceptibilité aux infections virales (ex : rougeole) et aux complications pulmonaires,

- retard de croissance et de développement.

Excès

De grandes quantités de vitamine A ingérées pendant de longues périodes peuvent finir par dépasser la capacité de stockage du foie. La vitamine A en excès passe alors dans le sang et s'accumule dans les tissus et devient nocive notamment chez les femmes enceintes.

Il existe deux types de surdosage :

Surdosage aigu

(supérieur à 100 fois les apports nutritionnels quotidiens conseillés) provoquant : vertiges, nausées et vomissements, céphalées, desquamation de la peau et des muqueuses,

Surdosage chronique

(plus fréquent, supérieur à 10 fois les apports nutritionnels quotidiens conseillés, pendant plusieurs semaines ou mois) dont les manifestations sont :nausées et vomissements, fatigue, irritabilité. Sécheresse et desquamation cutanée, cirrhose, douleurs des os et des articulations. Environ 10 à 20 % de la vitamine A ingérée n'est pas absorbée. Elle est alors éliminée dans les selles.

LA VITAMINE B1 ou THIAMINE

Définition

La vitamine B1 aussi appelée Thiamine, est une vitamine hydrosoluble. Elle se définit souvent comme étant 'la vitamine du système nerveux' mais elle a bien d'autres rôles.

Rôles

La vitamine B1 joue un rôle essentiel dans :

- le métabolisme des glucides : elle permet la transformation des glucides et la production d'énergie,
- la transmission de l'influx nerveux,
- le fonctionnement du système cardiovasculaire.

Sources

La vitamine B1 est présente dans la plupart des aliments, mais en faible quantité. L'un des aliments les plus riches est la levure de bière, mais compte tenu des habitudes alimentaires actuelles et de la faible quantité de levure consommée, les sources principales de thiamine sont les céréales, le pain complet, les légumes secs, la viande (principalement les abats et le foie), les volailles et le poisson.

Sensibilité et stockage

C'est la vitamine hydrosoluble la plus fragile après la vitamine C. Elle est très sensible à la chaleur, l'oxydation et la lumière. De par sa grande solubilité, la vitamine B1 peut passer dans l'eau de cuisson des viandes et des légumes. C'est pourquoi, l'utilisation de cette eau pour la préparation de bouillons et ou de sauce permet de récupérer une partie de la vitamine B1.Cependant, pour limiter sa déperdition, il est préférable de faire cuire les aliments le moins longtemps possible et dans un petit volume d'eau. Il n'y a pas de stockage de la Vitamine B1 dans l'organisme. C'est pourquoi celle-ci doit être apportée quotidiennement par l'alimentation.

Besoins

Les besoins en vitamine B1 sont fonction de l'apport énergétique global, et surtout de l'apport en glucides. Plus la ration de glucides est importante (ainsi qu'à moindre échelle celle de lipides et protéines), plus le besoin en vitamine B1, nécessaire à leur assimilation augmente.

Les besoins en vitamine B1 peuvent être accrus dans certaines situations :

- alcoolisme chronique,
- consommation excessive de café,

- chez la personne âgée (insuffisance d'apport et consommation importante de produits sucrés),

- chez les sportifs (par une consommation importante de glucides),

- chez les personnes stressées (par augmentation des besoins),

- en cas de diarrhée chronique (par augmentation des pertes).

Carences

Il existe plusieurs degrés de carence :

Carence partielle

Cette carence se manifeste par : une grande fatigue, une irritabilité, un manque de concentration.

Carence totale

Elle peut mener à deux grandes maladies :

- le béribéri : troubles neurologiques, musculaires (polynévrite) et cardiovasculaires graves qui peuvent entraîner la mort par arrêt cardiaque,

- le syndrome de Gayet-Wernicke : atteinte grave des centres nerveux centraux. Les symptômes vont de la dépression légère à la psychose voire au coma.

Excès

Il n'existe pas, à ce jour, de risque connu de surdosage en vitamine B1.

En cas d'apport excessif, la vitamine B1 est éliminée dans les urines.

LA VITAMINE B12 ou COBALAMINE

Définition

La Vitamine B12, vitamine hydrosoluble, est également appelée Cobalamine.

Rôles

La vitamine B12 est nécessaire :

- à la formation des globules rouges (antianémique),
- à la formation des gaines des nerfs et de différentes protéines (maintien en bon état des cellules nerveuses et de la peau),
- au métabolisme des lipides et des glucides,
- à la croissance,
- à de nombreuses réactions enzymatiques.

Sources

La vitamine B12 se trouve exclusivement dans les produits d'origine animale. Les principales sources sont les abats. Les autres sources sont les viandes, les volailles, les poissons, les œufs, et les produits laitiers.

Sensibilité et stockage

Cette vitamine est sensible à la lumière, à l'oxygène, aux milieux acides ou alcalins, mais elle est stable à la chaleur. Le principal lieu de stockage est le foie. L'organisme contient 2 à 5 mg de vitamine B12. Chez l'adulte, les réserves sont suffisantes pour plusieurs années.

Carences

Une carence en Vitamine B12 se manifeste par :

- de la fatigue et un essoufflement à l'effort, une anémie, des signes neurologiques, des signes psychiatriques (troubles de la mémoire, états confusionnels...), des signes cutanés et muqueux.

Cette carence en vitamine B12 peut résulter de plusieurs facteurs :

- diminution des apports, diminution de l'absorption, interactions médicamenteuse, anomalies génétiques.

Dans les pays industrialisés, la carence en vitamine B12 est rarement d'origine alimentaire. Elle ne se retrouve que dans certaines situations spécifiques :

- alimentation déséquilibrée (ex : végétariens stricts sans supplémentation, diminution des apports alimentaires...), pathologies digestives (pancréatiques, intestinales), alcoolisme chronique, personnes âgées, maladies génétiques, interactions médicamenteuses.

Excès

La vitamine B12 n'est pas toxique.

La vitamine B12 est principalement éliminée dans la bile par voie fécale.

LA VITAMINE B2 ou RIBOFLAVINE

Définition

La vitamine B2 également appelée Riboflavine est une vitamine hydrosoluble.

Rôles

La Vitamine B2 joue un rôle dans :

- la libération de l'énergie à partir des protides, lipides et glucides apportés par l'alimentation, le maintien du bon état des organes et des tissus, la croissance, la vision.

Sources

La vitamine B2 est très répandue dans la nature (autant dans les produits d'origine animale que végétale). Les aliments les plus riches sont la levure et le foie, mais compte tenu des habitudes alimentaires actuelles, les principales sources sont : le lait et produits laitiers, les abats (foie, cœur, rognons), la viande, les œufs, les légumes à feuilles vertes, les céréales complètes et germes de blé.

Remarque : la riboflavine d'origine animale est la mieux absorbée

Sensibilité et stockage

La Vitamine B2 est résistante à la chaleur. Elle est donc peu détruite à la cuisson. Elle est par contre très sensible à la lumière (1 litre de lait exposé 2 h à la lumière perd 85 % de sa vitamine B2). Etant, hydrosoluble, une partie de cette vitamine peut être perdue lors de la cuisson à grande eau. Il est donc préférable, lors de la préparation des aliments, de choisir les modes de cuisson à la vapeur, au four, en papillote ou des cuissons nécessitant de petits volumes d'eau. La vitamine B2 présente dans tous les tissus, mais en faible concentration représente une réserve peu importante. Le foie possède 1/3 de la quantité totale de vitamine B2 en réserve dans l'organisme.

Besoins

Les besoins en vitamine B2 sont fonction de l'apport énergétique global (ils sont d'autant plus élevés que l'alimentation est riche en protéines). De plus, ces besoins dépendent également de l'activité physique, du poids

Carences

La vitamine B2 est abondamment présente dans les aliments. Avec une alimentation équilibrée, diversifiée et suffisante, les besoins journaliers de l'organisme devraient être largement couverts. Dans les pays industrialisés, les signes de carence sont donc rares.La déficience en vitamine B2 est souvent associée à des carences en plusieurs vitamines du groupe B.

Les signes de carence sont :
- des lésions cutanées (eczéma),
- des lésions des muqueuses (lèvres, langue),
- des symptômes oculaires.

La carence en vitamine B2 peut résulter :

- d'une diminution d'apport, alimentation déséquilibrée et/ou insuffisante comme par exemple : régimes hypocaloriques abusifs, végétariens stricts, absence de consommation de produits laitiers,

- d'une diminution de l'absorption qui peut être due à un alcoolisme chronique ou à certaines pathologies (malabsorptions chroniques, hypothyroïdie, diabète, hémodialyse, maladies génétiques,

- d'un traumatisme (brûlures, intervention chirurgicale),
- d'une nutrition parentérale (perfusion) non supplémentée,
- d'une photothérapie,
- ou chez les personnes âgées.

Excès

La vitamine B2 n'est pas toxique, et à l'heure actuelle, il n'existe aucun signe connu d'hypervitaminose B2, même à doses fortes et de façon prolongée.

L'excrétion de la vitamine B2 se fait principalement par voie urinaire.

LA VITAMINE B5 ou ACIDE PANTOTHENIQUE

Définition

La vitamine B5 est appelée aussi acide pantothénique.

Rôles

La vitamine B5 joue un rôle dans :

- le métabolisme des glucides, des lipides et des acides aminés,
- elle favorise ainsi l'activité cellulaire, en particulier au niveau de la peau, des cheveux et des muqueuses,

- la cicatrisation (lors d'escarres, d'ulcères variqueux, d'entérocolite, d'affections ORL...),

- certaines actions pharmacologiques (encore mal définies).

Sources

La vitamine B5 est présente dans presque tous les aliments d'origine végétale ou animale, surtout la levure.

Carences

Les états de carence pure sont exceptionnels.

Excès

Aucun effet secondaire pouvant résulter d'apports excessifs de vitamine B5 n'a été rapporté.

L'excès alimentaire en vitamine B5 est normalement éliminé par les urines pour 60% et par les fèces pour 40%.

LA VITAMINE B6 ou PYRIDOXINE

Définition

La vitamine B6 également appelée Pyridoxine est une vitamine hydrosoluble.

Rôles

La vitamine B6 a plusieurs rôles :

- elle est essentielle dans le métabolisme des protéines,
- elle est indispensable à l'action de nombreuses enzymes dans l'organisme,
- elle participe à la synthèse de neurotransmetteurs (adrénaline, la sérotonine,...),
- elle intervient dans la synthèse de la vitamine PP,
- elle permet la dégradation du glycogène (réserve de sucre dans l'organisme),
- elle est impliquée dans la formation de l'hémoglobine (pigment des globules rouges).

Sources

La vitamine B6 est présente dans de nombreux aliments. Les aliments les plus riches sont : la levure et le germe de blé. Cependant, compte tenu des habitudes alimentaires actuelles, les sources principales sont les viandes, les poissons et le foie, les rognons. Les légumes secs, les fruits oléagineux, les produits laitiers, le pain et les céréales en contiennent de plus faibles quantités. Les fruits et légumes en contiennent peu : la banane, le chou-fleur et les haricots verts sont parmi les plus riches.

Remarque : l'homme synthétise de la vitamine B6 grâce à certaines bactéries du tube digestif, mais cette quantité reste négligeable.

Sensibilité et stockage

La vitamine B6 est peu sensible à la chaleur. Elle craint, par contre, la lumière, l'oxydation et les milieux alcalins. Les pertes les plus importantes sont dues à sa solubilité dans l'eau. Il faut donc éviter les cuissons à grande eau. La quasi-absence de stockage dans l'organisme explique la nécessité d'un apport alimentaire journalier.

Carences

Une carence en vitamine B6 n'existe que très rarement seule mais résulte d'une multi-carences en vitamines du groupe B. Ces symptômes sont généralement non spécifiques. Une carence (expérimentale) en vitamine B6 provoque :

- des lésions cutanées et des muqueuses (dermites, lésions touchant la langue et les lèvres),

- des signes neuropsychiatriques : fatigue, dépression, irritabilité, puis, plus tardivement on voit apparaître des signes neurologiques (polynévrite). Chez les enfants, on peut observer des convulsions,

- une anémie.

Dans les pays industrialisés, les signes de carence sont rares.

La vitamine B6 est largement présente dans l'alimentation, les carences sont donc rares et résultent de plusieurs facteurs :

- diminution des apports alimentaires,
- diminution de l'absorption,
- dans certaines pathologies : alcoolisme chronique, certaines maladies héréditaires du métabolisme de la vitamine B6, hémodialyse,
- interactions médicamenteuses (certains contraceptifs oraux, antituberculeux…),
- nutrition parentérale (perfusion) non supplémentée,
- tabagisme,
- grossesse, allaitement.

Excès

La vitamine B6 est très peu toxique. Des doses 50 à 100 fois plus élevées que les apports recommandés, consommées pendant des périodes prolongées, n'entraînent pas d'effets indésirables. La vitamine B6 est éliminée dans les urines.

LA VITAMINE B9 ou FOLATE

Définition

La vitamine B9, également appelée acide folique, est le composé de base de la famille des folates. Il s'agit d'une vitamine hydrosoluble.

Rôles

La vitamine B9 est impliquée (comme coenzyme) dans de nombreuses réactions métaboliques :

- métabolisme des acides aminés (constituant des protéines),
- synthèse des acides nucléiques (molécules portant l'information génétique des cellules),
- formation des cellules sanguines,
- élaboration de certains constituants du tissus nerveux,
- indispensable à la croissance et au bon fonctionnement du système nerveux et de la moelle épinière.

Sources

La vitamine B9 se retrouve dans beaucoup d'aliments d'origine animale et végétale. Les aliments les plus riches en vitamine B9 sont : la levure, le foie, les légumes verts (en particulier les légumes verts à feuilles sombres : les épinards, le cresson, la mâche), les haricots, les germes de blé. On en trouve également dans les œufs (le jaune), les autres légumes verts, les autres abats, les légumes secs, les fromages, la viande, le lait, le jus d'orange, le pain complet,...

Sensibilité et stockage

La plupart des folates alimentaires sont instables. Ils sont très vite détruits à la chaleur et par l'oxydation. A température ambiante les folates contenus dans les légumes verts peuvent être détruits à 70 % en trois jours. La cuisson peut détruire jusqu'à 95 % par la chaleur et entraînement dans l'eau de cuisson (caractère hydrosoluble). La vitamine B9 est présente dans de nombreux tissus, mais principalement dans le foie. Le cerveau renferme également des quantités importantes.

Carences

La carence partielle en vitamine B9 est la plus répandue des déficiences en vitamines.

Ce déficit peut résulter de plusieurs facteurs :

insuffisance d'apport, malabsorption, anomalies génétiques, augmentation des pertes, besoins accrus. Cette carence peut entraîner :

- de la fatigue, des troubles du sommeil et de la mémoire, puis une irritabilité, de l'anémie.

Dans les pays industrialisés, les manifestations de carence en vitamine B9 ne sont pas rares et concernent certains groupe à risque :

- femmes enceintes ou allaitantes, prématurés et nouveau-nés, enfants, personnes âgées,

- lors de situations pathologiques particulières (pathologie intestinales, affections malignes, anémies chroniques, interactions médicamenteuses, maladies génétiques, déficit congénital d'absorption), alcoolisme chronique, carence en vitamine B12, nutrition parentérale (perfusion) non supplémentée.

Excès

La vitamine B9 n'est pas toxique. Les folates sont éliminés dans les selles et les urines. Si l'on administre une quantité trop importante, il apparaît une élimination urinaire.

LA VITAMINE C ou ACIDE ASCORBIQUE

Définition

Elle est aussi appelée acide ascorbique, vitamine antiscorbutique (contre le Scorbut).

C'est une vitamine hydrosoluble. Elle est donc apportée par certains aliments non gras.

Rôles

La vitamine C a plusieurs rôles :

- anti-oxydant : elle bloque la production de radicaux libres,
- participe à la formation et à l'entretien du collagène (protéine constitutive du tissu conjonctif),
- participe donc à la bonne santé et à la résistance des structures riches en tissu conjonctif (os, dents, cartilages, ligaments, parois des vaisseaux sanguin),
- facilite l'absorption et le transport du fer alimentaire,
- participe à la synthèse de plusieurs hormones et neurotransmetteurs importants,
- augmente l'élimination de métaux lourds toxiques tels que le plomb et le cadmium,
- participe au mécanisme de défense immunitaire, lutte contre les infections virales et bactériennes,
- réduit la circulation de l'histamine permettant ainsi de réduire les risques d'allergie et de certains accidents de la grossesse,
- favorise la synthèse des catécholamines qui jouent un rôle en cas de stress,

- permet donc de renforcer le tonus et de mieux affronter la fatigue,

- intervient dans l'oxydation des acides gras fournissant l'énergie nécessaire aux muscles,

- contribue à retarder l'apparition de la cataracte,

- participe également à la prévention des maladies,

- recycle la vitamine E qui protège les graisses circulantes de l'oxydation et évite donc le dépôt de ces graisses sur les parois des artères),

- diminue la nocivité du tabac sur les graisses circulantes,

- favorise l'élimination du cholestérol par la bile.

Sources

La vitamine C est très répandue parmi les végétaux. Tous en contiennent, mais en quantité très variable. Les variations sont particulièrement importantes au sein d'un même aliment selon l'espèce, la maturité, la durée et le type de stockage après récolte. Les végétaux les plus riches en vitamine C sont : les fruits acides (les baies rouges, les agrumes, les kiwis, les fruits exotiques), les végétaux très colorés (choux, tomates, poivrons), les pommes de terre nouvelles, le persil et les fines herbes.

Sensibilité et stockage

La vitamine C est la plus fragile des vitamines. Elle est soluble dans l'eau, sensible à la chaleur, à la lumière et à l'oxydation (sensibilité à l'oxygène et donc à l'air). La sensibilité à l'air augmente encore à température élevée, en présence d'enzymes, à la lumière (ne pas conserver par exemple les jus de fruits en bouteilles transparentes) et en présence de métaux : surtout le fer et le cuivre. Plus la cuisson des aliments est longue, plus la perte en vitamine est élevée (une cuisson lente altère davantage qu'une cuisson rapide et à haute température) : perte d'environ 30 à 50 %. De plus, une cuisson à grande eau entraîne plus de pertes qu'une cuisson à la vapeur.

Conseils diététiques afin de préserver au maximum la Vitamine C :

- la cuisson à la vapeur, au four, au micro-onde ou dans un minimum d'eau,
- une cuisson peu prolongée (légumes peu cuits),
- un rapide rinçage des fruits et légumes sous l'eau courante,
- un épluchage et un découpage des fruits et légumes très peu de temps avant la consommation,
- un minimum de temps de stockage.

Remarque : les 'conserves' et les 'surgelés' préservent bien la vitamine C.

Dans l'organisme, la capacité de stockage de la vitamine C est faible : maximum 20 mg par kg de poids corporel. C'est pourquoi un apport quotidien de vitamine C est nécessaire.

Besoins

Comparé aux autres vitamines, quantitativement, les besoins en vitamine C sont les plus importants. Ils sont d'autant plus importants que l'homme ne peut la synthétiser, contrairement à certains autres mammifères. Les besoins en vitamine C augmentent : lors d'un effort physique, avec le stress, avec le tabac, avec les infections et lors d'états grippaux, avec toutes les formes de pollution, avec la prise de certains médicaments (pilule contraceptive, aspirine,...), avec le diabète, lors de traitements détoxifiants (lors d'intoxication, au plomb, mercure,...), avec les facteurs de risque cardiovasculaires ou de cancer.

Carences

Elle peut résulter de plusieurs facteurs : diminution des apports, diminution de l'absorption, augmentation de l'élimination, augmentation des besoins. Cela peut entraîner :

Une carence minime ou hypovitaminose

Elle se manifeste par des symptômes tels que fatigabilité, lassitude, somnolence, irritabilité, faible résistance aux infections, petites hémorragies au niveau des capillaires, saignements des gencives, tendance aux ecchymoses, douleurs musculaires, retards de cicatrisation. Cette hypovitaminose peut se retrouver chez les fumeurs, les buveurs excessifs, les personnes âgées, les diabétiques, les personnes souffrant de malabsorption chronique et chez les personnes prenant certains traitements médicamenteux.

Une carence totale

Elle aboutit au scorbut. A notre époque, le scorbut est une maladie rare. Il suffit de prendre 10 à 15 mg de vitamine C par jour pour le prévenir.

Remarque : Le scorbut se rencontre chez le nourrisson nourri au lait stérilisé sans aucune supplémentation de jus d'agrume, après un délai de 6 mois.

Excès

Normalement, les apports alimentaires en vitamine C supérieurs à 3 g sont éliminés par voie urinaire et fécale, ce qui permet d'éviter tout risque d'hypervitaminose. Cependant, une surcharge alimentaire très importante en vitamine C (plusieurs grammes par jour) peut provoquer: agitation, insomnie, diarrhée.

LA VITAMINE D ou CALCIFEROL

Définition

La Vitamine D, également appelée Calciférol ou encore vitamine antirachitique, est une vitamine liposoluble (soluble dans les graisses). Elle est donc apportée par certains aliments 'gras'. Les principales formes sont :

- la vitamine D2 (ergocalciférol), d'origine végétale,
- la vitamine D3 (cholécalciférol), d'origine animale.

Toutes deux ont la même activité biologique.

Rôles

Elle joue un rôle dans le métabolisme du calcium et du phosphore.

Elle participe :

- à l'ossification,
- à la concentration de calcium dans le lait au niveau de la glande mammaire,

- au transport du calcium vers le fœtus au niveau du placenta,

- à la différenciation des globules blancs essentiels à la réponse immunitaire,

- à la synthèse d'agent de défense contre les virus,

- à la croissance des cellules de la peau,

- au fonctionnement musculaire,

- au contrôle de la synthèse d'insuline par le pancréas.

Sources

La vitamine D dont l'homme dispose provient de deux sources, leur importance varie selon les conditions climatiques et les habitudes alimentaires.

Source endogène

La synthèse cutanée est la principale source de vitamine D pour l'organisme. Sous l'action des rayons ultraviolets du soleil, le cholestérol (plus exactement un de ses dérivés) présent dans le derme est transformé en vitamine D. Cependant, cette synthèse n'est pas uniforme et dépend de plusieurs facteurs :

- l'ensoleillement,

- l'âge : elle est plus importante chez les enfants, surtout pendant les phases de croissance rapide. Cette synthèse diminue avec l'âge,

- une situation physiologique particulière : elle est plus importante chez la femme enceinte, surtout en fin de grossesse et la femme allaitante,

- la pigmentation de la peau : elle est plus importante chez les sujets blancs que chez les sujets noirs.

Source alimentaire

Les principales sources alimentaires sont : l'huile de certains poissons (huile de foie de morue), les poissons gras (sardine, hareng, maquereau, saumon), les œufs, le lait, le beurre, la viande, le foie en contiennent de petites quantités. Les produits végétaux sont pauvres en vitamine D. Les fruits et les noix n'en contiennent pas. De plus, le lait de femme ne contient pas assez de vitamine D pour couvrir les besoins du nourrisson.

Sensibilité et stockage

Le vitamine D est assez stable dans les aliments : le stockage, les traitements, et la cuisson n'ont que peu d'effets sur son activité. Dans des conditions normales on estime que les pertes sont inférieures à 20 %. Cependant, une exposition à la lumière peut augmenter les pertes.

Les principaux lieux de stockage sont le tissus adipeux (graisse) et les muscles.

Besoins

Il est difficile d'établir un apport conseillé journalier compte tenu de la synthèse cutanée. Les personnes en bonne santé, s'exposant à la lumière ont des besoins alimentaires très faibles. En effet, l'enfant et l'adulte pratiquant un sport de plein air ont une synthèse endogène de vitamine D couvrant leurs besoins, mais il faut une exposition de la face et des mains de plus d'un quart d'heure par jour pour entretenir une teneur vitaminique correcte. Or, comme c'est rarement le cas dans les pays tempérés, les nutritionnistes ont défini des apports recommandés en vitamine D.

Carences

Il existe plusieurs degrés de carence :

La carence minime

La vitamine D jouant un rôle primordial dans le métabolisme phosphocalcique, sa carence peut entraîner des modifications des taux sanguins de la calcémie et phosphatémie. Ces signes biologiques peuvent s'accompagner de faiblesse musculaire, de tétanie et d'une augmentation des risques d'infection.

La carence totale

Elle entraîne :

- chez l'enfant : le rachitisme qui apparaît généralement entre 6 mois et 2 ans. Cette affection osseuse survient sur l'os en croissance,

- chez l'adulte : l'ostéomalacie qui se manifeste par des douleurs osseuses et musculaires et intervient sur l'os formé.

Cette carence en vitamine D résulte de la conjugaison de plusieurs facteurs :

- déficience de la synthèse endogène par insuffisance d'exposition solaire : l'ostéomalacie et le rachitisme s'observent très fréquemment chez les groupes sociaux dans lesquels les femmes et les enfants sortent peu et couverts, chez les sujets à peau noire et les sujets âgés,

- insuffisance d'apports externes. Bien que l'apport alimentaire de vitamine D soit une source secondaire, elle prend toute son importance dès lors que la synthèse endogène est diminuée et les besoins augmentés (notamment chez les personnes âgées),

- augmentation des besoins à certaines périodes de la vie : enfants en période de croissance rapide, femmes enceintes ou allaitantes,

- diminution de l'absorption intestinales de vitamine D qui peut également entraîner une carence si la synthèse endogène est insuffisante. Les maladies en causes sont : les insuffisances rénales chroniques et hépatiques graves, le syndrome néphrotique, la dialyse, l'hypoparathyroïdie, l'alcoolisme chronique.

La principale situation de carence en vitamine D est le manque d'exposition solaire associée à une insuffisance d'apports alimentaires. Cette carence est aggravée, d'une façon générale, dans les pays en voie de développement et, dans les pays industrialisés, chez les sujets dont les besoins physiologiques sont augmentés. Dans ces derniers, la supplémentation en vitamine D est devenue systématique chez les enfants en bas âge.

Excès

L'intoxication par la vitamine D peut entraîner des effets secondaires graves. Cette hypervitaminose résulte toujours de l'administration de doses excessives médicamenteuses. Il n'existe par contre pas de surdosage dû à une alimentation trop riche en vitamine D (les teneurs des aliments n'étant jamais élevées) ou à une exposition solaire excessive (la synthèse endogène est régulée en fonction des besoins).Les signes généraux d'hypervitaminose sont :

- céphalées, fatigue,- nausées, vomissements, faiblesse musculaire, crampes, douleurs ostéoarticulaires, Polyurie (besoins urinaires fréquents), polydypsie (soif intense), déshydratation, hypercalcémie et hypercalciurie, hypophosphatémie et hyperphosphaturie. Si l'intoxication se poursuit, il peut se produire des lésions rénales irrémédiables, un retard de croissance et une calcification des tissus mous (par des dépôts de sels de calcium dans les vaisseaux sanguins, le cœur, les poumons). La vitamine D et ses dérivés sont éliminés par voie fécale.

LA VITAMINE E

Définition

La vitamine E est une vitamine liposoluble (soluble dans les graisses). Elle est donc apportée par certains corps gras alimentaires.

Rôles

Le principal rôle de la vitamine E est un rôle d'antioxydant biologique. Elle permet ainsi de protéger les tissus de l'organisme contre les produits nocifs issus de certaines réactions du métabolisme normal et contre les substances agressives de l'environnement (radicaux libres).

La vitamine E :

- protège les membranes cellulaires,
- participe à prolonger la durée de vie des globules rouges,
- permet une utilisation optimale de la vitamine D par l'organisme,
- joue un rôle dans la fabrication des prostaglandines et des hormones sexuelles,
- permet de lutter contre le vieillissement,
- participe au mécanisme de la désintoxication,
- protège les acides gras essentiels de l'oxydation.

Sources

Les sources les plus importantes sont végétales. Les aliments les plus riches en vitamine E sont : les huiles et margarines végétales : huiles d'olive, de soja, de maïs, de colza, de tournesol, de germe de blé et margarines (surtout dans l'huile Vierge), les germes de céréales, les fruits oléagineux. Mais aussi : le foie, les œufs, les poissons gras, les matières grasses du lait, les légumes très verts (épinard, choux, salade, poireaux), la noix de coco et le cacao. Toutes les sources riches en vitamine E le sont également en acides gras polyinsaturés ce qui protège ces acides gras du rancissement.

Sensibilité et stockage

Certains facteurs peuvent réduire la teneur en vitamine E des aliments :

- la lumière,
- l'oxygène,
- la chaleur (surtout les fritures),
- certains traitements industriels (raffinage des huiles).

La vitamine E est stockée dans le tissus adipeux, le foie et les muscles. On en trouve également dans les testicules, ovaires, plaquettes sanguines, l'hypophyse et les surrénales.

Besoins

Les besoins sont difficiles à évaluer car ils sont fonction de l'âge, du sexe, des situations physiologiques et des autres apports alimentaires ; plus l'apport alimentaire en acides gras polyinsaturés est important, plus le besoin en vitamine E est élevé. L'organisme n'absorbe qu'environ 20 à 40 % de la quantité de vitamine E consommée: le reste est excrété dans les fèces. De plus, le fer réduit la biodisponibilité de la vitamine E s'il est absorbé simultanément. Par contre, la présence d'autres antioxydants tels que la vitamine C, le bêta-carotène et le sélénium, renforce l'action protectrice et antioxydante de la vitamine E. La consommation journalière de 1 à 2 cuillères à soupe d'huile végétale, au sein d'une alimentation équilibrée et diversifiée, permet de couvrir les besoins en vitamine E.

Carences

Chez l'adulte, les réserves tissulaires en vitamine E diminuant très lentement, il n'existe pas de symptôme clinique de carence. L'avitaminose E est très rare, chez l'homme. Ses manifestations ne s'observent que chez les personnes atteintes du syndrome de malabsorption des graisses, chez certains alcooliques, certains dialysés et chez le nouveau-né, notamment chez le prématuré. Chez le nouveau né, surtout chez les prématurés une carence en Vitamine E engendre une anémie hémolytique et une hémorragie intraventriculaire.

Excès

La vitamine E n'est pas toxique. Cependant, chez les personnes sous anticoagulants, de fortes doses de vitamine E peuvent augmenter le risque d'hémorragies. C'est pourquoi, les fortes doses de vitamine E sont déconseillées aux personnes sous anticoagulants ou devant subir une intervention chirurgicale. L'excès de la vitamine E est principalement éliminé par voie fécale, dans la bile et par voie urinaire.

LA VITAMINE H ou B8 ou BIOTINE

Définition

La vitamine H est également appelée vitamine B8 ou Biotine. La biotine se trouve surtout stockée dans la peau, le cerveau, le foie.

Rôles

La vitamine H joue un rôle dans :

- L'intégrité de la peau,
- Et le métabolisme des lipides, des protéines et des glucides.

Sources

La Biotine est synthétisée par la flore intestinale.

Sources alimentaires surtout : foie, rognons, jaunes d'œufs. Mais aussi : fruits oléagineux (noix, noisettes), chocolat, langue, viande, lentilles, levure de bière.

Besoins

Les besoins sont largement couverts par une alimentation normale.

Carences

Les carences en biotine sont rares.

Elles ont pu être observées dans le cas de :

- patients nourris exclusivement par nutrition parentérale.
- consommation d'œuf cru en grande quantité.

La carence entraîne des lésions cutanées et perte de cheveux.

Excès

Aucun effet secondaire pouvant résulter d'apports excessifs de vitamine H n'a été rapporté. Normalement l'excèdent de biotine est éliminé par les urines et les fèces.

LA VITAMINE K

Définition

La vitamine K est une vitamine liposoluble.

Elle existe sous plusieurs formes :

- la vitamine K1 (phytoménadione ou phylloquinone), elle se trouve naturellement dans les plantes,
- la vitamine K2 (ménaquinone), synthétisée par les bactéries intestinales de l'homme et de certains animaux,
- la vitamine K3 (ménadione), obtenue par synthèse.

Elle se transforme en vitamine K2 dans l'intestin.

Rôles

La vitamine K a un rôle indispensable dans la coagulation sanguine (en activant les facteurs de coagulation). De plus, elle est également impliquée dans le métabolisme de certains acides aminés qui fixent les sels de calcium. La vitamine K joue donc un rôle sur la minéralisation osseuse.

Sources

Il existe deux sources de vitamine K :

Source endogène

la Vitamine K est synthétisée par les bactéries de la flore intestinale qui constitue donc une source importante. Cependant cet apport endogène ne suffit pas à couvrir les besoins de l'organisme,

Sources alimentaires

la plupart des aliments contiennent de la vitamine K en quantité variable. Les aliments les plus riches sont : les épinards et les choux, les salades vertes, le foie de bœuf et le thé vert.

Sensibilité et stockage

La vitamine K est assez résistante à la chaleur. En revanche, elle est sensible à la lumière, aux acides, aux bases et aux agents oxydants (ex : oxygène). Dans l'organisme, les réserves de vitamine K sont très faibles. Cependant, le cycle de mise en réserve est rapide. Les lieux de stockage sont : le foie, les surrénales, les poumons, la moelle osseuse, les reins et les ganglions. La vitamine K n'est donc pas stockée de façon significative et doit donc être apportée régulièrement par l'alimentation.

Carences

Chez l'adulte, les besoins en vitamine K étant très faibles, la synthèse endogène par l'intestin associée à une alimentation équilibrée couvrent largement les besoins de notre organisme. Cette carence peut cependant intervenir dans différentes situations :

- lorsqu'à une insuffisance d'apport alimentaire, s'ajoute un traitement antibiotique prolongé,
- lors d'une malabsorption secondaire à un problème intestinal, pancréatique ou hépatique ou à une mucoviscidose,
- lors de la prise de médicaments interférant avec la vitamine K,

Les carences se manifestent par des hémorragies.

Les nourrissons et les prématurés représentent une population à risque. En effet, durant les premiers jours de vie, les apports endogènes de vitamine K sont très faibles, puisque le tube digestif est stérile et ne peut donc pas assurer la synthèse bactérienne de vitamine K. La carence peut alors être sévère et entraîner des hémorragies digestives voire cérébrales. En prévention du risque hémorragique, une supplémentation médicamenteuse est systématique. Remarque : les huiles minérales, les antibiotiques, les radiations et les affections intestinales peuvent perturber l'absorption de vitamine K.

Excès

La vitamine K1 est peu toxique, puisque la marge de sécurité st d'environ 50 fois l'apport quotidien conseillé.

La vitamine K3 est en revanche plus toxique.

L'administration de fortes doses chez le nouveau-né peu aboutir à une anémie hémolytique.

Remarque : il y a lieu de supprimer les aliments riches en vitamine K :

- lors de traitements aux anticoagulants à forte dose : des variations importantes d'apport en vitamine K peuvent interférer sur l'activité des anticoagulants oraux,

- lors d'hyperprothrombinémie (taux de prothrombine sanguin trop élevé).

La vitamine K est éliminée dans les selles et les urines.

LA VITAMINE PP ou NIACINE

Définition

C'est une vitamine hydrosoluble. La vitamine PP est également appelée Niacine. L'acide nicotinique fut tout d'abord appelé vitamine B3, ou encore 'facteur de Prévention de la Pellagre', d'où sa dénomination de vitamine PP.

Rôles

La vitamine PP est essentielle à un grand nombre de réactions biochimiques :

- la production d'énergie (à partir des protéines, lipides et glucides),
- la synthèse de nos gènes,
- la croissance,
- la synthèse d'hormones.

De plus, à fortes doses, la vitamine PP a un rôle hypolipémiant se traduisant par 3 effets principaux :

- hypocholestérolémiant (fait baisser le taux de cholestérol du sang), diminue le 'mauvais' cholestérol et augmente le 'bon' cholestérol,
- hypotriglycéridémiant (fait baisser le taux de triglycérides du sang).

Sources

La vitamine PP est très répandue dans la nature. Les aliments les plus riches sont : la levure, le foie, les noix et les légumes secs. Cependant, compte tenu des habitudes alimentaires actuelles, la plus grande part de vitamine PP est apportée par la consommation de volaille, viandes maigres, et de poisson.

Les céréales contiennent également des quantités assez importantes de vitamine PP, mais celle-ci étant liée à d'autres molécules, ne peut être assimilée (sauf après des traitements alimentaires spécifiques). Attention, la vitamine PP du maïs n'est assimilable que si ce dernier subi un traitement à l'eau de chaux.

Sensibilité et stockage

La vitamine PP est dans l'ensemble assez stable. C'est la moins fragile des vitamines hydrosolubles. Les pertes les plus importantes sont dues à sa solubilité dans l'eau. Il est donc préférable de choisir des modes de cuisson ne nécessitant pas ou très peu d'eau. Un apport quotidien suffisant est nécessaire en raison de la quasi-absence de stockage de cette vitamine.

Besoins

La vitamine PP peut être synthétisée par l'organisme à partir d'un acide aminé (le tryptophane) présent dans la viande, le lait et les œufs. Il est donc difficile d'établir la part de la vitamine PP devant être apportée par l'alimentation et celle synthétisée par l'organisme.

Carences

Une déficience en vitamine PP entraîne des troubles non spécifiques tels que :

- insomnie, affaiblissement, engourdissement, problèmes digestifs, douleurs abdominales,
- névralgies, maux de tête, manque de concentration, perte de mémoire…

En cas de carence totale, due à une carence simultanée en vitamine PP et en tryptophane, il y a apparition de la pellagre.

Cette maladie se manifeste par plusieurs types de symptômes :

- signes cutanés (dermite douloureuse, érythème rouge foncé, symétrique, sur toutes les parties exposées à l'air et à la lumière),
- signes digestifs : avec inflammation chronique des muqueuses s'étendant tout au long du tube digestif (glossite, stomatite, gastrite, entérocolite...),
- signes psychiques : ils surviennent plus tardivement (délire, hallucinations, confusion mentale, voire démence),
- signes hématologiques (anémie).

Tous ces symptômes peuvent se regrouper en trois D : dermatose, diarrhée, démence.

Une carence en vitamine PP est généralement liée à une carence de l'ensemble des vitamines du groupe B. De plus, l'insuffisance quantitative et qualitative de l'apport en protéines joue un rôle très important. La carence en vitamine PP peut résulter de deux mécanismes principaux :

- diminution des apports,
- interactions médicamenteuses.

Dans les pays industrialisés, les manifestations de carences sont peu fréquentes et surviennent dans des circonstances particulières :

- l'alcoolisme chronique : dans ce cas, cette carence résulte d'une malnutrition qui entraîne une réduction des apports et souvent une polycarence en vitamines. L'alcoolisme chronique provoque également une augmentation des besoins,
- chez les personnes âgées : cette carence est liée à une réduction des apports,
- la maladie héréditaire du métabolisme du tryptophane (maladie de Hartnup),
- la nutrition parentérale (perfusion) non supplémentée.

Excès

C'est une vitamine peu toxique : la marge de sécurité est d'environ 100 fois l'apport quotidien conseillé.

Des apports alimentaires ne peuvent normalement pas provoquer d'hypervitaminose.

Une utilisation médicamenteuse à fortes doses de vitamine PP peut entraîner des effets secondaires. L'élimination de la vitamine PP se fait par voie urinaire.

Lexique

By-pass gastrique aussi appelé roux en Y

Le by-pass gastrique associe restriction alimentaire et malabsorption. Il réduit la quantité de nourriture ingérée en une seule fois c'est la restriction. Il limite l'absorption de la nourriture ingérée, c'est la malabsorption. Il crée une intolérance aux aliments que vous devez de toute manière éviter tels que les sucres et les matières grasses.

Le chirurgien crée une petite poche gastrique. Lors des repas, la nourriture s'accumule rapidement dans le nouveau petit estomac, car une petite quantité suffit et les récepteurs de la partie supérieure de l'estomac signalent au cerveau la satiété.

Cette petite poche est reliée directement au jéjunum (deuxième partie de l'intestin grêle). L'orifice entre l'estomac et le grêle étant plus petit, le transit des aliments est ralenti procurant une sensation de satiété beaucoup plus longue.

L'estomac se vide directement dans l'intestin grêle au lieu du parcours normal, c'est la dérivation.

Ainsi la nourriture évite la première partie de l'intestin grêle, le duodénum, donc moins de calories par les lipides et glucides sont absorbées par l'organisme.

La nourriture est digérée plus tard en retardant son mélange aux sucs digestifs, à la bile et aux sucs pancréatiques. La partie plus grande de la nourriture est évacuée par les selles.

Le chirurgien peut selon les cas décider de modifier la longueur des parties de l'intestin, afin d'augmenter ou de réduire la malabsorption.

Si après l'opération vous souffrez de divers symptômes alarmants, consultez immédiatement votre chirurgien sans attendre.

L'intervention ne représente qu'un moyen pour commencer à maigrir, son succès dépend d'une bonne hygiène alimentaire et des modifications du comportement.

Un suivi diététique, une activité physique et un soutien psychologique vous aideront dans ce programme. Il est également très important de contrôler non seulement votre poids, mais tout l'état de votre santé, la tension artérielle mais aussi par des analyses de sang complètes.

Il est très important de boire suffisamment d'eau mais également de prendre des vitamines, des minéraux et des compléments alimentaires.

Une bonne hygiène alimentaire associée au by-pass va provoquer une perte de poids conséquente.

L'acquisition de ces nouvelles habitudes alimentaires vous aidera à maintenir votre poids dans le temps.

Après l'opération vous débuterez par un régime alimentaire composé d'aliments liquides, suivis par de fines purées. Puis vous pourrez agrandir l'éventail des aliments, mais toujours en consommant de petites quantités, sans forcer. Vous ne pourrez manger que très peu, vous vous sentirez rapidement rassasié(e)s, et si vous forcez sur les quantités, vous serez malade et vous allez dilater la poche de l'estomac.

Il est normal après l'opération de n'avoir pas ou très peu d'appétit. Il faut apprendre à reconnaitre la satiété, une sensation que beaucoup de nous ne connaissait plus.

Plusieurs jours après, lorsque vous remarquez avoir bien toléré les aliments dilués, vous pouvez passer aux fines purées, aux mixés.

Ensuite vous pourrez passer à une étape un peu plus compliquée. Il vous sera expliqué comment passer à une alimentation solide, saine, hyper protéinée et hypocalorique.

Consommez suffisamment de protéines car suite à cette opération, les intestins ne vont plus les absorber correctement.

Variez votre alimentation et introduisez-y divers nouveaux aliments. Vous pouvez aussi noter ce que vous mangez, ainsi vous retiendrez plus facilement les aliments que vous avez mal tolérés. Bien que ce même aliment peut être parfaitement toléré le mois suivant. Il faut procéder par des tests, des tâtonnements en petites quantités pour les nouveaux aliments.

Certaines personnes montreront une intolérance au lait, on peut alors tester le lait de soja ou le lait en faible teneur de lactose.

Le régime associé à cette opération comprend des aliments hyper protéinés, et d'autres à faible teneur en graisses, fibres, calories et sucres. Les minéraux et les vitamines essentiels sont apportés par les compléments alimentaires.

Il faut apprendre à manger calmement et lentement. Bien mâcher les aliments et faire durer le repas est important. Ne buvez pas en même temps ni directement après le repas, ce n'est qu'ainsi que vous éviterez les problèmes de douleurs, de nausées ou de vomissements. Et de cette manière vous éviterez la dilatation et vous garderez votre restriction alimentaire.

Il faut ne manger que des petites quantités car la poche gastrique ne peut en contenir qu'une faible quantité. Cessez de manger dès que vous ressentez la satiété. Si vous mangez plus en insistant, vous serez malade et vous risquez de souffrir de nausées.

Evitez de vous coucher directement après le repas à cause du reflux.

Etant donné que les quantités alimentaires sont réduites, et pour ne pas être en carences de protéines, de vitamines et minéraux, on peut manger 4 à 6 petits repas par jour. Ou 3 repas et 2 collations, une en milieu de matinée et l'autre l'après-midi.

Les boissons gazeuses même sans calories sont fortement déconseillées, car elles provoquent des gaz, des ballonnements mais surtout engendrer une dilatation de votre système.

Si vous avez consommé trop d'aliments riches en sucre qui passent très rapidement dans l'intestin grêle, vous allez provoquer un syndrome de chasse, aussi appelé un dumping syndrome. Vous aurez pour un moment, des crampes, nausées, diarrhées, transpiration, tachycardie, étourdissements, somnolence. Certains patients se sentent même si faible, qu'ils sont alors obligés de s'allonger jusqu'à ce que les symptômes cessent. Pensez à remplacer alors les sucres par de l'édulcorant.

De nombreux patients sont souvent constipés. Ceci provient du fait que votre apport alimentaire est réduit, donc la formation de selle est moindre. Toutefois, si vous avez besoin de laxatifs, consultez votre chirurgien, n'attendez pas trop longtemps.

Veillez à avoir une activité physique quotidienne d'au moins 30 minutes. Cela peut paraître dur au début, mais avec la perte de poids, la pratique du sport sera plus aisé et vous pourrez augmenter la durée et le niveau.

Faites de votre pèse-personne un allié et non un ennemi. Il est inutile de vous peser tous les jours, faites le une fois par semaine, cela est largement suffisant. N'oubliez pas que chaque individu est différent, certains maigriront plus vite d'autres plus lentement, tout dépend du poids initial, du sexe, du métabolisme, de la masse musculaire, et de votre activité physique.

***

Sonde nasogastrique

La sonde nasogastrique est un petit tuyau souple qui permet d'évacuer les liquides et l'air intra-gastrique. Elle passe par le nez pour descendre dans l'œsophage puis l'estomac. Elle est posée pendant une intervention chirurgicale pour vider l'estomac et peut être laissée en place après l'intervention pour limiter la quantité de liquide qui passe à travers une anastomose sous jacente. Elle peut être mise en place en cas d'occlusion pour vider les sécrétions et décomprimer le système digestif.

La migration d'un anneau gastrique

Une complication classique mais heureusement rare (2 %) consiste en la pénétration progressive de l'anneau à l'intérieur de l'estomac comme un fil à couper le beurre. Les signes ressentis par le patient sont divers et ne rendent pas le diagnostic facile. Ils peuvent consister en une douleur au moment des repas, une fièvre, l'impression que l'anneau ne serre plus, une infection du site d'injection. Chacun de ces signes n'est absolument pas spécifique et ne signifie pas en lui-même qu' il y a migration intra-gastrique.

Un transit puis une gastroscopie permettront dans la plupart des cas de faire le diagnostic.

Actuellement aucune explication ne permet de dire pourquoi certains anneaux migrent à l'intérieur de l'estomac et d'autres non. La migration survenant loin de l'implantation, elle n'est pas conséquence de la pose de l'anneau. On peut évoquer un gonflage extrême, des habitudes alimentaires à type de boulimie, l'ingestion de boissons gazeuses qui augmentent la pression intragastrique. Mais tout cela n'est qu'hypothèse. Le traitement est habituellement chirurgical, dans de rares cas un traitement en partie endoscopique est possible.

Sténose / Anastomose

En ce qui concerne ma complication après le by-pass, il s'agissait d'un mauvais passage au niveau de l'anastomose au pied de l'anse, là où les anses biliaires et alimentaires se rejoignent. La suture à cet endroit peut resserrer le passage soit biliaire soit alimentaire et entraîne une occlusion. Cette occlusion survient au troisième ou quatrième jour, elle peut être facilitée par la fermeture des orifices de la nappe graisseuse qui apporte la vascularisation à l'intestin encore appelé mésentère. Ce mésentère est sectionné pour permettre la montée de l'anse alimentaire et les orifices liés au changement de trajet de l'intestin doivent être refermés scrupuleusement. Cette fermeture peut aboutir à un resserrage supplémentaire de l'anastomose du pied de l'anse.

Transit baryté oeso-gastro-duodénal [TOGD]

Un **TOGD** permet de visualiser la partie haute du tube digestif (œsophage, estomac et duodénum) par des clichés radiographiques conventionnels après avoir opacifié son contenu. Cet examen n'est absolument pas douloureux. Il faut être à jeun (alimentation, boisson et tabac) depuis 8 heures. L'opacification se fait par ingestion d'un produit de contraste, généralement baryté parfois à d'un produit hydrosoluble sous contrôle radioscopique télévisé. Plusieurs clichés sont pris selon différentes incidences (face, profil et trois quart) avant, pendant et après l'ingestion du produit de contraste. Certains clichés sont pris en position debout d'autres couchés. Le TOGD peut mettre en évidence une hernie hiatale, un reflux gastro-œsophagien. Il est aussi nécessaire avant ou après une intervention chirurgicale sur la partie haute du tube digestif et sera alors fait avec un produit hydrosoluble.

La gastroscopie

Cet examen courant permet de visualiser l'intérieur de la partie supérieure du tube digestif. Réalisé en ambulatoire, il ne dure qu'une dizaine de minutes et peut être bien toléré. La fibroscopie digestive est encore appelée fibroscopie ou endoscopie des voies digestives hautes, fibroscopie ou endoscopie oeso-gastroduodénale ou encore **gastroscopie**. Vous devez être à jeun. Si votre examen a lieu le matin, abstenez-vous de boire et de manger à partir de minuit la veille au soir. Evitez également de fumer pendant cette période, car cela augmente les sécrétions gastriques.

Dans la salle d'examen, une fois l'anesthésie en place, le médecin introduit le fibroscope par la bouche : ce tube flexible, d'environ 1 cm de diamètre, est équipé de fibres optiques ou d'une caméra électronique. Il est descendu dans l'œsophage et l'estomac jusqu'au début de l'intestin grêle (le duodénum) et renvoi une image sur un écran vidéo.

Grâce à cet appareil, le médecin peut injecter de l'air pour dilater les organes et mieux observer leurs parois. Au besoin, l'introduction d'une petite pince à l'intérieur du conduit du fibroscope permet d'effectuer des prélèvements de muqueuse en vue d'une analyse (biopsie). Dans ce cas, l'examen est un peu plus long (15-20 minutes).

L'anesthésie locale vise à réduire au niveau de la gorge le réflexe nauséeux au moment de l'introduction de l'endoscope. Elle est obtenue au moyen d'une vaporisation, d'un gargarisme ou encore d'une pâte à avaler. L'examen n'est pas douloureux, mais il est désagréable surtout au moment de l'introduction du tube. Restez calme et respirez normalement, ce qui facilite beaucoup les choses. Vous aurez beaucoup de salive dans la bouche : il faut la laisser couler sans essayer de l'avaler.

N'absorbez rien pendant au moins une heure après l'examen, car l'anesthésie locale de l'arrière-gorge peut provoquer des troubles de la déglutition.

Il n'existe aucune gêne à la suite de l'examen, si ce n'est un éventuel et léger mal de gorge qui disparaît rapidement.

La fibroscopie digestive peut être pratiquée sous anesthésie générale si vous le préférez.

L'intervention est un peu plus lourde. Il faut prévoir une consultation de pré-anesthésie au moins 48 heures avant, rester plus longtemps sur place et repartir accompagné.

Dumping syndrome

Le **dumping** syndrome, ou **syndrome** de chasse, est caractéristique de la chirurgie de dérivation de l'estomac, quand il y a suppression du pylore. (le pylore est le muscle qui ferme la sortie de l'estomac. Il est moins présent lorsqu'il y a seulement réduction de l'estomac et croisement des intestins, comme dans le switch duodénal. Il peut y avoir des manifestations proches parfois, dans le cas de la sleeve. Il est inexistant dans le cadre de l'anneau. Un bon tiers des opérés vont l'éprouver franchement et régulièrement au départ, et un autre tiers pas du tout. Quelle que soit l'intensité des symptômes au départ, la quasi totalité des personnes finiront pas trouver la technique pour manger à peu près ce qu'elles veulent sans **dumping** syndrome en un ou deux ans. Les aliments qui le facilitent sont suivant les personnes, le sucré, le gras et l'alcool, seuls ou en mélange entre eux. En fait, beaucoup de by-passé(e)s apprécient ces **dumpings** syndrome qui les aident à se détourner des aliments trop caloriques au départ. Mais il ne faut pas miser uniquement sur le dumping syndrome pour maigrir. D'abord parce qu'au bout de 2 ans, son effet dissuasif disparait, ensuite parce que seul 1/3 des opérés va l'éprouver de manière vraiment dissuasive. S'il est spectaculaire, il n'est dangereux que lorsqu'il amène une phase de sommeil incoercible chez une personne qui a besoin de conduire après manger (quelques rares cas, mais cela peut alors être systématique). Il faut donc surtout apprendre à le connaître et à vivre avec au départ.

Le dumping syndrome est un malaise général qui survient après un repas. Il résulte de l'arrivée brutale dans l'intestin grêle des aliments. Le dumping syndrome ne présente pas des signes spécifiques, ce qui rend son diagnostic assez difficile. On distingue un dumping syndrome précoce qui se manifeste 30 à 60 minutes après le repas et un dumping syndrome tardif qui apparaît 90 à 240 minutes après le repas.

Les symptômes les plus communs sont les suivants:

- des bouffées de chaleur
- des sueurs, des palpitations, une tachycardie, pâleur
- des douleurs abdominales, des diarrhées, des hauts le cœur
- un refus de manger
- une somnolence

La fréquence et l'importance de ces différents symptômes sont très variables. C'est l'association de plusieurs de ces manifestations et leur répétition qui doivent évoquer le dumping syndrome. Le problème est qu'il n'y a pas de tests ou d'examens médicaux permettant d'identifier ce syndrome.

Après avoir été mâchés et avalés, les aliments forment un liquide nutritif qui est normalement stocké dans l'estomac. Immédiatement, les contractions de la paroi de l'estomac cessent, la pression de l'estomac reste basse ce qui permet au liquide nutritif de stagner dans l'estomac et d'y être partiellement digéré avant de passer lentement dans l'intestin. Après une chirurgie de l'estomac, la diminution des contractions de l'estomac n'a pas toujours lieu quand il se remplit, ce qui entraîne un passage rapide du liquide nutritif de l'estomac vers l'intestin. Ces modifications de la motilité de l'estomac après une chirurgie ne semblent pas encore bien expliquées. Le fait est que l'arrivée brutale d'une solution nutritive trop concentrée dans l'intestin grêle provoque un appel d'eau dans la cavité intestinale, une augmentation de la circulation sanguine de l'intestin, et par conséquent une diminution du volume du sang dans circulation générale : d'où les douleurs abdominales, la pâleur et les palpitations. Comme les capacités d'absorption et de digestion de l'intestin grêle sont largement dépassées par ce remplissage trop important et rapide, la solution nutritive mal digérée est évacuée rapidement dans le reste de l'intestin. Ce passage trop rapide est à l'origine des diarrhées. Le dumping syndrome tardif se manifeste une à quatre heures après le repas par des vertiges et une somnolence. Son apparition est une conséquence indirecte de l'arrivée trop brutale du liquide nutritif dans l'intestin grêle. En effet, l'absorption rapide de sucres par la paroi de l'intestin grêle provoque une forte augmentation du taux des sucres dans le sang (hyperglycémie). En réponse l'organisme produit en très grande quantité de l'insuline. Cette forte sécrétion d'insuline entraîne une trop forte diminution des sucres dans le sang, responsable des symptômes d'hypoglycémie du dumping syndrome tardif (vertiges).

Une surveillance du régime alimentaire est nécessaire afin d'éviter une vidange trop rapide de l'estomac et d'empêcher l'arrivée d'une solution trop concentrée dans l'intestin. La prise de sucres simples (sucreries, miel, confitures, sorbets, bonbons...) rapidement absorbables doit être limitée et surveillée et il faut favoriser la prise de sucres complexes (de type amidon contenu dans le pain, les pâtes…)

Cœlioscopie :

Les termes ''cœlioscopie" ou ''laparoscopie" signifient que l'intervention ne comporte pas de grande incision, ouverture abdominale. L'intervention n'est pas faite "à ventre ouvert" par laparotomie, mais par l'intermédiaire d'une petite caméra introduite dans l'abdomen par un orifice cutané d'environ 10 mm, au dessus du nombril, ce qui permet d'obtenir une vision agrandie des organes intérieurs sur un écran de télévision.

3 à 4 autres orifices de 5 à 10 mm (pour les instruments) sont répartis sur l'abdomen. Ces orifices seront fermés par des fils et laissent des cicatrices peu ou pas visibles. Au cours de l'opération, pratiquée sous anesthésie générale, du gaz carbonique est insufflé sous pression dans l'abdomen. Notre organisme est capable d'éliminer ce gaz par la respiration. Ce gaz est évacué en fin d'intervention. Toutefois, il persiste fréquemment de l'air qui peut être responsable de douleurs au niveau de l'abdomen ou des épaules. Ces douleurs disparaissent en quelques jours. Un traitement contre ces douleurs vous sera souvent prescrit. Certaines circonstances (adhérences, séquelles d'anciennes opérations, anomalies anatomiques, difficultés techniques, complications imprévues…) peuvent nécessiter de convertir l'intervention. Dans ces cas, rares, il est nécessaire de recourir à une intervention "à ventre ouvert", c'est-à-dire par laparotomie. L'intervention réalisée par cœlioscopie est un véritable acte chirurgical, avec les possibilités de complications et les complications propres de l'anesthésie générale.

Par rapport à une chirurgie abdominale conventionnelle, l'intervention par cœlioscopie comporte des avantages :

- les douleurs post opératoires sont moins importantes et plus facilement calmées par les médicaments antalgiques. Si besoin, des antalgiques vous seront administrés en continu grâce à une pompe à injection.

- la récupération est plus rapide, et l'hospitalisation est plus courte.

- les séquelles esthétiques sont mineures.

- chez les patients obèses, la cœlioscopie met à l'abri des complications liées à l'ouverture de la paroi (abcès, éventration) qui sont fréquentes et graves.

* Absorption :

processus au cours duquel la nourriture digérée est assimilée par la partie inférieure de l'estomac et passe dans le sang.

* Bariatrique :

concerne le poids ou la perte de poids

* Indice de masse corporelle :

méthode de calcul du niveau de la surcharge pondérale basée sur le poids du corps et la surface de celui-ci.

* Cardiovasculaire :

tout ce qui concerne le cœur et les vaisseaux sanguins

* Comorbidités :

Etat handicapant ou maladie associée à une obésité cliniquement sévère ou a des affections liées à l'obésité

* Contre-indication :

Tout symptôme ou toute situation indiquant l'inadéquation d'un traitement qui aurait été recommandé.

* Digestion :

processus au cours duquel la nourriture est décomposée par l'estomac et la partie supérieure de l'intestin grêle en particules pouvant être absorbées

* Dilatation :

Elargissement d'un passage ou anastomose

* Syndrome de chasse :

sensation désagréable de nausées, vertiges, de maux d'estomac, de diarrhées associées à l'ingestion de sucres, de liquides à forte teneur en calories, de graisses ou de produits laitiers.

* Duodénum :

il s'agit des 30 premiers centimètres de l'intestin grêle situés immédiatement après l'estomac. La bile et les sucs pancréatiques pénètrent dans le duodénum par des canaux provenant respectivement du foie ou du pancréas.

* Court circuit gastrique :

intervention conçue pour rendre une partie de l'estomac non fonctionnelle

* Gastroplastie :

Intervention liée à l'obésité consistant à remodeler l'estomac

* Hernie :

faiblesse de la paroi abdominale se traduisant par une proéminence discernable

* Iléon :

section de 3 mètres de long de l'intestin grêle responsable de l'absorption

* Jéjunum :

section de 3 mètres de long de l'intestin grêle responsable de la digestion

* Pluridisciplinaire :

approche par une équipe de l'évaluation et du traitement de l'obésité cliniquement sévère. Comprend l'évaluation et le traitement dans les domaines suivants : chirurgie, médecine interne, nutrition, psychiatrie et physiothérapie.

* Roux en Y :

méthode chirurgicale consistant à relier l'estomac et la partie supérieure de l'intestin grêle en formant un Y

Dans les dernières années, le choix dans le domaine de la chirurgie bariatrique efficace a fortement augmenté grâce à une meilleure compréhension clinique des interventions qui combinent les procédures restrictives et malabsorptives.

En créant une malabsorption, on ralentit le mélange de la nourriture avec la bile et avec les sucs pancréatiques, ce qui diminue la réabsorption des substances alimentaires par l'organisme.

Lors de cette procédure, le Gastro Bypass, une petite poche gastrique, est cousue dans la partie supérieure de l'estomac (15 à 20 ml). Le reste de l'estomac n'est pas ôté mais est complètement fermé par des agrafes et séparé de sa partie supérieure.

Le stoma de cette poche nouvellement formée débouche directement dans la partie inférieure de l'intestin grêle (le jéjunum), ce qui court-circuite la réabsorption des substances alimentaires dans le duodénum. On parvient à ce résultat en sectionnant l'intestin grêle un peu au-delà du duodénum et en reliant la partie inférieure avec la nouvelle poche gastrique. La longueur de chaque segment d'intestin peut varier selon le grade de malabsorption souhaité.

By Pass Gastrique

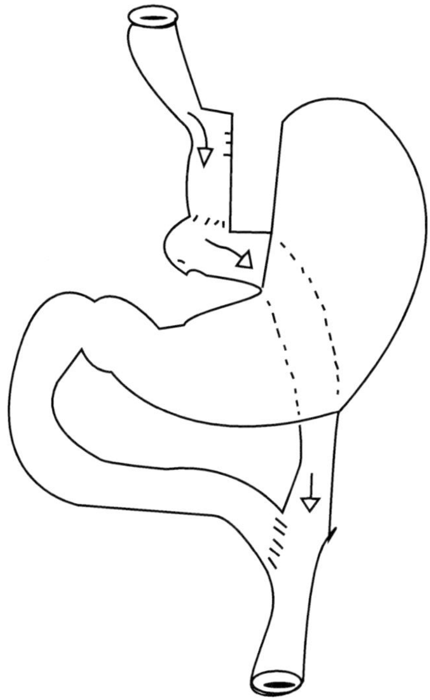

Conclusion

La prise de poids qu'elle soit la conséquence de traumatismes de la prime enfance, voir de l'adolescence, et pourquoi pas de la vie de la toute jeune femme (ou jeune homme), ou simplement pathologique, héréditaire, elle est un réel problème pour qui la vit.

Les régimes avec les kilos yoyo, les néfastes coups de boutoir donnés à l'organisme, ne font qu'aggraver la situation comme nous venons de le voir. Devenue handicapante, incapacitante même, l'obésité morbide doit être traitée au même titre qu'une maladie à fortiori si elle est perçue de façon latente, puis évolutive.

La chirurgie bariatrique, nouvel outil performant, mais aux résultats n'étant spectaculaires que sur les patients réellement motivé(e)s et partenaires, et non pas cobayes (pardon pour l'expression) est une étape vers la réhabilitation de la personne, une rééducation qui devra être concrétisée par la persévérance, jusqu'à l'abnégation de la personne désireuse, sincèrement, de retrouver une vie saine, de se réinsérer dans la société si sentencieuse comme vous venez de le lire, de vivre tout simplement normalement, en parfaite symbiose.

Comme pour tout acte chirurgical il peut y avoir des problèmes, sans même citer le terme d'échecs. La chirurgie moderne est une mécanique, à ce titre elle ne sera jamais fiable qu'à 99,99 %. C'est une image bien sûr. Le taux de réussite, d'échecs, voir de décès (dans certains cas malheureusement) sera différents selon les actes pratiqués. Avant-gardistes pour certains, à hauts risques pour d'autres, redisons le une fois encore, il faut une parfaite adhésion à la technique de la part du patient, et une confiance absolue dans la personnalité (je ne parle pas ici de réputation) du chirurgien, et par voie de conséquence une osmose, bref, former une équipe.

Malgré cela, bien que parfaitement conseillée, bien traitée, opérée dans les meilleures conditions, et après une longue période de bien-être, 7 années, à un poids normal ou quasi idéal, ce fût la tuile. Migration de l'anneau ! Cela peut arriver, je ne jette la pierre à personne. Quoi que, vous l'avez lu, un diagnostic plus précoce aurait permis d'éviter l'ablation de mon « partenaire » de minceur. Ne revenons pas ici sur ces propos, ce n'est pas le but de ces dernières lignes.

Pourquoi d'ailleurs ces dernières lignes ? En guise de conclusion…Pour bien asséner le fait que quoiqu'il arrive, il y a toujours de l'espoir, une solution, et que toujours la vie sera la plus forte.

Avec l'anneau j'ai gagné une première fois.

Avec le by-pass j'ai gagné une seconde fois, et tel que je vois la vie aujourd'hui, les problèmes me semblent bien lointains, et j'ai l'intime conviction, le sentiment, que j'ai « enfin » gagné mon combat contre les kilos.

C'est, vous en êtes toutes et tous témoins, LA FIN DE LA FAIM.

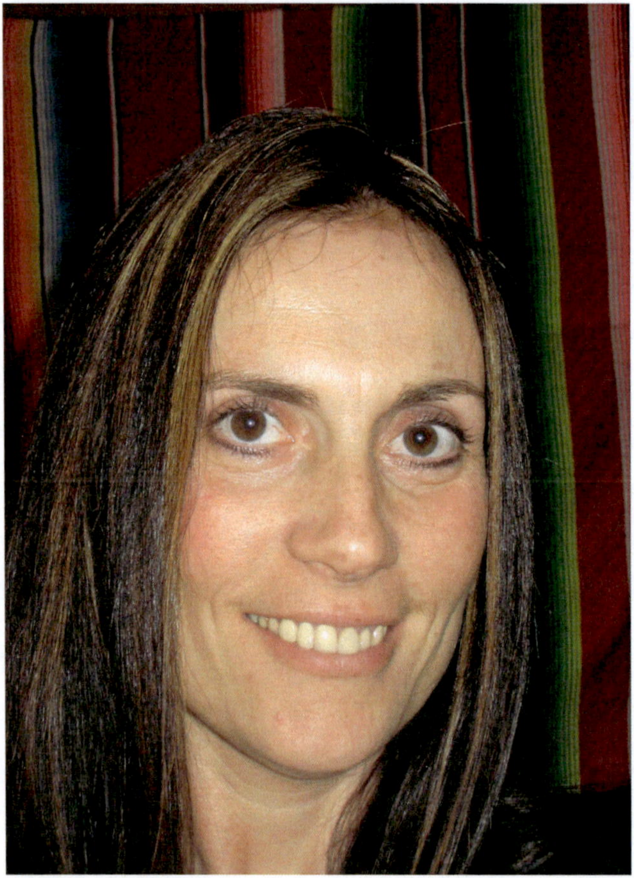

Remerciements

Bien avant tout, je tiens à remercier Jean-Paul DIVOUX, mon Jean-Paul pour son soutien, sa plume, ses heures de patience pour m'aider à réaliser cet ouvrage.

Merci mon amour pour ta présence au quotidien, ta force, ton savoir, ton intelligence, ton humour et ton amour.

Merci d'avoir réussi l'exploit de me faire aimer mon corps et de m'aimer telle que je suis.

Merci à la vie du cadeau que tu me fais.

Merci également au docteur Vix Michel pour son professionnalisme

Merci à mon éditeur de refaire un bout de chemin avec moi.

Agissez comme vous l'entendez au lieu d'adopter la conduite que vous croyez être celle que l'on attend de vous.

(D.GLOCHEUX)

Table

Imprimerie BELLIER
41, cours Richard Vitton
69003 LYON
Tél. 04 72 36 31 67

Dépôt légal 3ème trimestre 2008